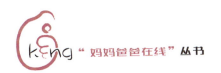

"妈妈爸爸在线"丛书

母乳不足

全解答

喻琼　主编
宁平　审阅

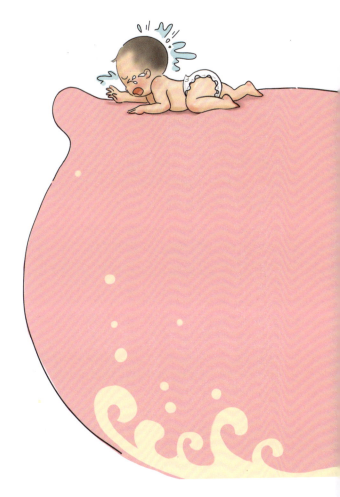

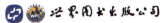

世界图书出版公司

上海·西安·北京·广州

图书在版编目(CIP)数据

母乳不足全解答 / 喻琼主编. —上海：上海世界
图书出版公司, 2019.8
（妈妈爸爸在线丛书）
ISBN 978-7-5192-6248-8

Ⅰ. ①母… Ⅱ. ①喻… Ⅲ. ①母乳喂养－问题解答
Ⅳ. ①R174-44

中国版本图书馆CIP数据核字（2019）第119170号

书　　名	母乳不足全解答	
	Muru Buzu Quan Jieda	
主　　编	喻　琼	
审　　阅	宁　平	
责任编辑	沈蔚颖	
插　　画	佳和铭	
封面设计	庞　婕	
出版发行	上海世界图书出版公司	
地　　址	上海市广中路88号9-10楼	
邮　　编	200083	
网　　址	http://www.wpcsh.com	
经　　销	新华书店	
印　　刷	上海颛辉印刷厂	
开　　本	787 mm × 1092 mm　1/16	
印　　张	9.25	
字　　数	150千字	
版　　次	2019年8月第1版　　2019年8月第1次印刷	
书　　号	ISBN 978-7-5192-6248-8/R·499	
定　　价	48.00元	

编 写 人 员

主　编　喻琼（虎妞妈）

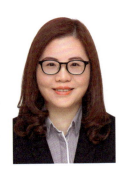

　　"好喂"创作编辑、合伙人，《时尚育儿》杂志"母指专栏"作者，"母乳喂养大本营"微博微信公众号、"好喂妈妈"微信公众号作者，中国妇幼保健协会认证妇幼健康指导师，中国成人教育协会认证母乳喂养指导师，国际认证哺乳顾问（IBCLC）。

审　阅　宁平

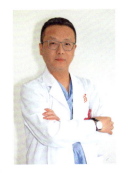

　　电子科技大学医学院附属成都市妇女儿童中心医院乳腺科主任、教授、主任医师、硕士生导师。中国妇幼保健协会乳腺保健专业委员会副主任委员。中国妇幼保健协会乳腺保健专业委员会乳腺炎防治与促进母乳喂养学组组长。擅长哺乳期乳腺炎及非哺乳期乳腺炎的综合治疗，乳头凹陷矫形，乳腺癌活检诊断技术，乳腺癌保乳手术，内分泌治疗等。

编　者（按姓氏音序排列）

陈云松　董明珠　孙　然

张朋朋　张　舒

前　言

　　说起"母乳喂养科普"，大家很容易联想到医院的母乳喂养宣教，很权威很正规，但是不接地气；也容易联想一些网络上的博主、群主，讲很多母乳喂养好的知识和喂养经验，但是对不对、有没有用，也不好说。确实，母乳喂养是哺乳妈妈们每天很多次抱起、放下的体力活，是很多次判断该喂还是该哄的决策，单纯的知识不足以支持它，个人化的经验也不能推广到全体。关于母乳喂养的科普，的确需要严谨科学又全心投入，才能做好。

　　今年是我做母乳喂养科普的第10个年头，几百万的妈妈在"母乳喂养大本营"微博和微信公众号上读到过我以"虎妞妈"这个名字发表的科普文，在《时尚育儿》杂志的"母乳指导"专栏看到过我从一线采写来的案例。在我身后，是工作在母乳喂养指导一线的同事们，她们把从业经验中有依据、可验证的部分整理给我，我编写成通俗易懂的文章推送给广大读者。同时，我也用读者们带来的"流量"支持她们，把她们那些科学有效的方法传播出去，帮她们实现"让每一位妈妈想喂就能喂"的职业情怀。

　　这些年很多读者跟我说，中国的"母乳喂养大环境"不好，母乳妈妈得到的支持太少！其实绝大多数人在态度上是非常支持母乳喂养的，但涉及真正帮忙，往往就帮不上了，甚至帮倒忙。比如妈妈产后母乳不足，家人到处打听吃什么下奶，把妈妈喂得胖胖的，乳汁却没多起来。又比如妈妈自己想"追奶"，家人怕妈妈压力大，也怕宝宝饿，劝妈妈改喂奶粉。很多宝宝的爸爸、姥姥、奶奶都跟我们的一线工作人员讲，"母乳肯定好，但是不够那还能怎么办呢？"有的看客会情绪化地抨击家人的这些表现，可是在

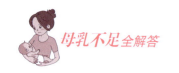

哺乳困难被解决了之后，这些爸爸、姥姥、奶奶们也会说"这可太好了！"

大部分80后新手爸妈的童年没有照顾弟弟妹妹的经历，奶奶姥姥们谈不上"哺育经验丰富"，产后女性也没有姐姐和嫂子去请教。如何喂养一个小婴儿，本来是每个家庭内部耳濡目染、代代相传的事情，这个传承链条的断裂，就是"母乳喂养大环境"变差的原因。没了"老带新"，空有关于母乳好处的知识，很多妈妈喂起母乳来是心有余力不足，知道却做不到。

我们"好喂"团队为了做出有质量的母乳喂养科普，一直把内容产出定位在"解决从'知道'到'做到'的困难"，并有专门的案例发掘、研讨制度，所有文章在发表之前要审核实用性、普适性、可读性。我大概也是地球上最幸福的母乳喂养创作编辑了，有充分、扎实的一手资料和支持我工作的团队，百余篇出自我手的原创文章中有很多个"10万+"。这些不蹭热点，不搏眼球的朴实科普，能有这样的阅读量，反映了广大读者对内容的肯定。这些文章中最热门的当属"母乳不足"这个话题，于是我们把这些内容单独整理成这本书，并加入了最新的案例和专业的解决思路，希望给"追奶"的妈妈一本称手的工具书。

很多说法不知是真是假，这是大多数哺乳妈妈的困扰。本书从客观中立的角度分析"下奶汤有效吗""催乳真的能让母乳变多吗"这些很难用对错来简单回答的问题，希望读者可以从中学到科学的思辨方式，面对各种说法不困惑。

本书讲解泌乳原理的方式，是在日常的哺乳场景中去讲解。比如，妈妈们总是要问"一天该喂几次奶"，结合泌乳原理来讲哺乳次数，好懂又接地气。

怀疑自己母乳不够，是很折磨人的。本书专门有一章详解"假奶少"，帮妈妈们安心。那么"真奶少"怎么办呢？自然是要先搞清"为什么"，才谈得上"怎么办"。于是本书有一章把最典型的母乳不足原因列出来细讲。

至于提升泌乳量的方法，本书选择了分享母乳喂养指导的专业思路，结合案例来帮助读者理解。书中还专门安排了一个小节来讲解哺乳指导的"服务流程"。希望读者们明白，所谓"母乳喂养指导服务"，不是"上门宣教母乳知识和道理"，不是"直接让妈妈躺下做乳房护理"，也不是"客户说有什么问题，就给解答什么问题"。喂养问题通常是复杂的，而且通常已经存在了一段时间，妈妈自己尝试过一些或有益或使之更糟的办法。解决起来需要先确定问题，找到原因，然后才能着手去解决。解决起来该辅导就得辅导，该护理就得护理，该分阶段就必须分阶段。这些是我们"好喂"团队严格执行的服务流程，也是我们教给全国四千多名母乳喂养指导学员的服务流程，它让服务严谨，保障着服务的效果和客户的权益。

最后附上我和我们团队的10年历程，这是我们身为妈妈的体验和服务妈妈的使命。

2009年，我在孕期进入了"母乳喂养大本营"论坛。在这个论坛里，有我从未听说过，但来源明确又权威的母乳理论知识，也有众多经历过或是正在经历哺乳期的前辈妈妈们分享的哺乳育儿经验。

我就像一块尽情吸收知识的海绵，这个比喻虽然听上去有些老套，但是用来形容那时一头扎进"母乳喂养大本营"论坛的我，却是恰如其分。我每天孜孜不倦地阅读论坛上的文章，学习各种相关的知识和经验。我只要看到妈妈们问的问题是我知道的，就迫不及待地倾囊相授。

包括我在内的一群志愿者付出了大量时间和精力，努力向有需要的妈妈们传播母乳知识，收获了非常多妈妈的感激。我们都觉得，随着哺乳知识的普及面越来越广，大家的哺乳之路就会越来越顺利。然而，我很快被现实狠狠地泼了一头冷水。

经过在论坛的学习，应对"母乳不足"的方法被我总结归纳为：产后哺乳要尽早开始；要勤喂；宝宝含乳要正确。不过，当我顺利生下小虎妞，却发现哺乳并没有我想的那么容易。

在产后观察室的2小时里，因为医护人员人手不足，她们拒绝了我在无人看护的情况下抱宝宝到产床上哺乳的要求。我只能看着小虎妞在一旁独自哭闹2小时后，回到病房呼呼大睡，"早哺乳"宣告失败。

正确含乳也不是照着要领做就一定能做到的。等到了晚上，她终于醒来，我却怎么也做不到让她"含住大部分乳晕"。我们磨合了好久，虎妞终于能含住我的乳晕了，乳头疼痛却始终如影随形，这让我怎么都想不通原因。勤喂倒是做到了，但每次喂奶都很疼。在喂了很多次，我的乳头一碰就疼，

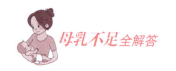

即使抹乳头霜也很难缓解。

之后，越来越多的问题出现了，困扰我的远不止"母乳不足"。产后1周，左侧乳房出现了硬结，我试了那些学到的安全自救方法：让宝宝对着硬结吃、敷芒硝、敷发面团……都没有用。自诩"知识女性"的我只好去体验了一把并不那么高大上的通乳。通乳时很疼，乳汁在大力挤压下漫天飞舞，可回家以后一段时间硬结又出现了。

我终于意识到，哺乳是一件简单又复杂的事情。学习哺乳知识能让妈妈少走一些弯路，但还不足以确保哺乳顺利——"知道"不等于能"做到"啊！包括我在内的很多志愿者竭尽所能地搜寻更多的哺乳知识，在论坛、妈妈群里辛勤传播知识和经验，然而，做不到的还是做不到。我们也会自我安慰，连刷碗这项简单的活都不能看了文字要领就可以刷得飞快，何况哺乳。话所如此，包括我在内的志愿者们还是希望能走出一条给千万妈妈切实解决哺乳困难的路来。

包括我在内的"好喂"团队的最初成员，在2012年正式创业了。我们意识到了分享知识经验的价值和局限，意识到需要建立一个职业、一个行业来贴身服务中国每年将近2 000万的新生儿家庭。有了团队之后，我们能更快、更优质的产生科普内容，也能做到在更大范围传播。我们成为业内受欢迎的母乳喂养指导培训机构。我们的培训体系迅速成为业内广为学习借鉴的范本。我们对自己的定位是——提供市场化的服务，为公共服务做补充，在具体业务上避开母乳喂养中的医疗部分，专注于健康婴儿的日常喂养，针对母亲的喂养行为、家庭配合提供辅导和护理。这一点也获得了许多医疗界专业人士的认可。在2019年5月成都召开的"医疗与母乳喂养指导服务结合新探索论坛"（暨哺乳指导成都论坛）上，出现了众多哺乳指导与乳腺科专家一起探讨母乳喂养的盛况，让我们相信，我们所做的一切是有意义的，我们前进的方向是正确的。然后，我们的努力是无止境的。

喻　琼
2018年8月

目 录

第1章　揭秘母乳不足的坊间传闻

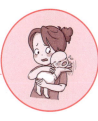

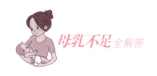
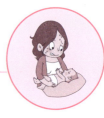

第2章　正确哺乳，母乳自然充足

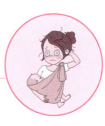

第3章　看似母乳不足的假象

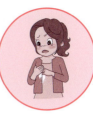

第4章 找到原因,击破母乳不足

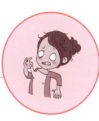

第5章 提升奶量的专业方法

第 **1** 章

揭秘母乳不足的坊间传闻

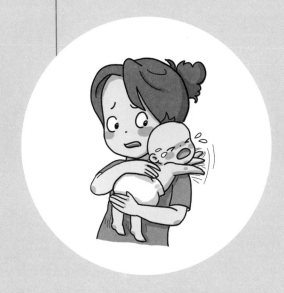

每一个有哺乳意愿的妈妈，都希望自己乳汁充沛，能够轻松满足宝宝的需求。然而，当你真正面对嗷嗷待哺的婴儿时，问题往往一个接一个地往外冒。"母乳不足"就是哺乳期妈妈需要面对的一大挑战。本章收集了哺乳妈妈最常问到的10个与母乳不足的坊间传闻，并做出了解答。困扰您许久的问题是不是也在其中呢？

1. 下奶汤有效吗

大部分人都觉得，不喝汤就不能下奶，因此生完宝宝后，家人马上开始"熬汤总动员"。可是随之出现的往往是这样让人郁闷的情况：妈妈喝着下奶汤，一边乳房胀痛不已，一边却因为"奶少"而不得不请人"通乳"，甚至无奈地给宝宝加奶粉。

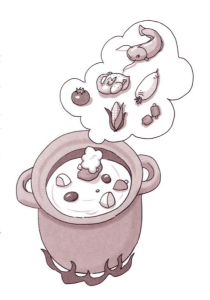

为什么会这样？下奶汤真的有效吗？其实"下奶汤"一旦喝错，就成"堵奶汤"了。

产后不要马上拿下奶汤当水喝

妈妈在孕期的时候，由于孕激素的影响，血容量增加，身体里增加了很多水分。宝宝出生后，这些多余的水分需要赶紧排出体外，否则乳房很容易发生生理性肿胀。家里那下奶汤一锅一锅地熬着，简直是让妈妈拿下奶汤当水喝，这无疑给乳房肿胀又狠狠地"加了一把劲儿"。

很多新妈妈听说，生完宝宝要等涨奶了母乳才开始分泌，才能给宝宝

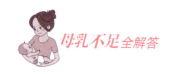

喂。可真到那时抱起宝宝喂奶，才发现自己不会抱，喂得痛。新妈妈的第一次尝试喂奶并没有想象中那么简单，母子二人都需要更多时间来磨合。当新妈妈与宝宝的配合还不太默契时，乳房肿胀却"来势汹汹"地出现了，这时就会发生"妈妈有乳汁，可宝宝就是吸不出来"的状况。

不要喝特别浓稠的下奶汤

如果问妈妈们，觉得哪种汤下奶最有效果？妈妈们给出的答案又无一例外，都是那种看起来很浓稠、白白的荤汤。这些汤之所以浓稠，是因为汤里含有大量的脂肪。

这样浓稠的下奶汤喝下去，真的能让乳汁顺畅地下来吗？答案是否定的，很可能适得其反。

母乳所含的各成分中受妈妈饮食影响最大的就是脂肪了。妈妈的饮食中脂肪含量过高，乳汁中的脂肪也会增加，变得愈发浓稠，这给乳汁移出增加了难度。乳汁黏稠和生理性肿胀"双管齐下"，妈妈堵奶的风险就越来越大了。

一旦发觉有乳汁太过黏稠，并产生淤积的情况，妈妈最好先把下奶汤停掉，充分发动宝宝来"排除险情"。

下奶汤怎么喝不堵奶？

◎ 如果是在产后1周内，不建议喝油腻腻的荤汤。

◎ 如果是在产后1周后，可以适量喝一些。

2. 酒酿下奶吗

从酒酿的成分来看，一碗含有丰富水分、微量酒精的暖暖甜汤对下奶确实有帮助。

水分。煮好的酒酿里大部分都是水，喝下之后合成乳汁所必需的水分摄入肯定是充足的。

酒精。酒精本身并不直接影响泌乳量，但是酒精摄入之后，人体血液循环加速，身体发热，并放松下来，这对于乳汁的流出有促进作用。很多含酒精的传统发奶食物原理（例如米酒和啤酒）都与此有关。但是饮用大量甚至过量的酒精是不可取的，大量酒精可能对婴儿有害，过量的酒精则可能完全阻止乳房喷乳反射。

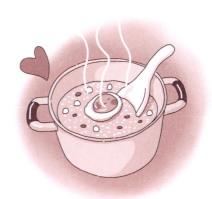

温暖。寒冷会令身体肌肉紧张，影响乳汁排出。喝下一碗热热的汤水，能让人浑身暖洋洋，循环顺畅，跟酒精有异曲同工之妙。

心情。甜甜暖暖的汤水，美味的鸡蛋和酒酿，吃下去心情马上好起来。这对于新妈妈身体分泌催产素是有帮助的。在催产素作用下，乳汁就更容易排出了。

下奶暖汤——酒酿鸡蛋

锅里烧开一大碗水，加入适量酒酿搅散；打入一个鸡蛋，弄成蛋花或荷包蛋都可以；鸡蛋差不多熟了就马上关火防止鸡蛋变"老"，荷包蛋可以再焖一会儿，喜甜的妈妈可加适量糖。

更多与哺乳妈妈饮食相关的内容可以扫描二维码进一步了解。

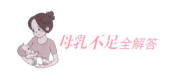

3. 麦芽到底是下奶还是回奶

　　大麦是我国常见的一种农作物，人们常说的麦芽，一般是指大麦的成熟果实（麦粒）经过发芽干燥炮制而成的加工品，属于一种中药材。那"生麦芽"和"炒麦芽"有什么区别，究竟是下奶还是回奶？

　　将麦芽除去杂质以后，经过炒制的就叫"炒麦芽"，没有经过炒制的是"生麦芽"。这两者的作用区别，即使在中医界似乎也是有争论的。有的认为炒麦芽回奶，生麦芽下奶；有的则认为二者都回奶。有一种普遍被大家接受的说法：炒麦芽是回奶专用的，而生麦芽起哪种作用取决于用量。小剂量的生麦芽可以用于下奶，大剂量则用于回奶。为了更好地达到下奶或回奶的目的，最好咨询医生，不要自己随意使用。

　　另外值得一说的是，也许因为名称中有"麦"字的食物太多，对有些妈妈来说不容易分辨，没有记准"炒麦芽"这三个字的妈妈往往就记住了一个"麦"字，以至于名字里含有"麦"字的燕麦、小麦、麦片、麦芽糖等也被误以为会回奶。要知道，以大麦为原料酿造的啤酒，可是西方传统的下奶食物之一。

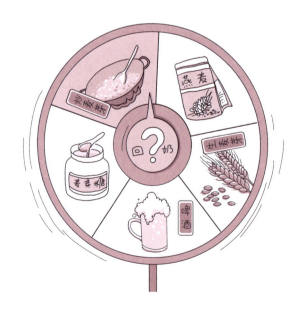

4. 吃大闸蟹会不会导致泌乳减少

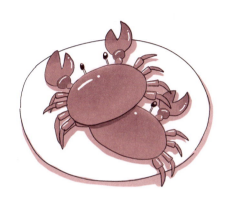

　　每到金秋，必定会有妈妈询问能不能吃大闸蟹。其实，美味的食物只要吃得适量，是不会妨碍哺乳，也不会有害健康。"母乳喂养大本营"曾在微信公众号上发起了一次投票，发现参加投票的妈妈中有2/3是吃过大闸蟹的。

　　民间一直有"大闸蟹性寒，吃了泌乳量会减少"的说法，不过目前还没有足够的医学证据来支持"性寒"的食物会对泌乳有不良影响这一说法。在微信调查中，也没有妈妈这样说，倒是不少妈妈出现不同程度的涨奶。

　　需要注意的是，大闸蟹作为河鲜，有些妈妈吃了有可能引起宝宝的过敏反应。所以，喜欢吃大闸蟹的妈妈可以少量食用，观察自己的泌乳量有没有变化，宝宝有没有不良反应。

更多与食用大闸蟹相关的内容可以扫描二维码进一步了解。

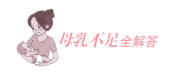

5. 母乳不足会不会遗传

准妈妈在相互交流时，常常会根据上一代人的哺乳情况来给自己做预测，觉得哺乳的成功率也会受到遗传的影响。真的是这样么？其实影响妈妈泌乳能力的因素有很多。

具备正常分泌乳汁功能的器官（发育良好的乳腺组织）是先天条件。当然，生活中也确实有妈妈因乳腺组织发育不良导致不能分泌足够乳汁的情况，但是目前的科学研究表明并不能确定这种情况出现的原因到底是受遗传影响，还是环境影响的。

然而，相对影响更大的是后天习得的哺乳技巧和方法。在哺乳指导工作中遇到的母乳不足的情况，绝大部分都与乳腺组织的发育无关，而是方法不当造成的。上一辈人那些看起来母乳不足的，不一定真的是体质上先天遗传因素造成的，更大的可能是宝宝吸吮太少或者哺乳姿势错误等因素综合影响的结果。

具备发育良好的乳腺组织，配合宝宝有效吸吮刺激，产后频次足够、方法正确的哺乳，就能尽快建立起适合宝宝需要的乳汁供应。

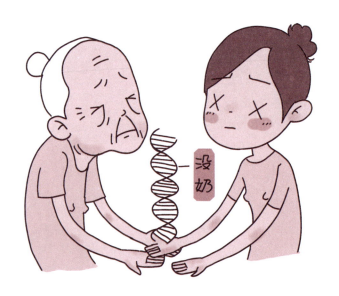

6. 经常漏奶会不会导致母乳不足

宝宝开始吸吮时，乳房胀得不舒服时，听到婴儿的哭声时，想起宝宝时……妈妈常常会立即感觉到漏奶。这样"漏下去"会不会导致母乳不足？

几乎所有妈妈都会漏奶

漏奶的妈妈会有这样的担心是很正常的。不过，几乎所有的哺乳妈妈都会漏奶。只是有的妈妈漏得比较多，感觉很麻烦并且会担心母乳不够宝宝吃；而有的妈妈漏得少，压根儿就没注意到这回事儿。

总是漏奶，是因为"奶阵"多

不管漏奶是少量出现，还是大量涌出，都是"奶阵"的表现。妈妈体内分泌的催产素会在受到刺激时，促使乳腺细胞和乳腺管周围的肌上皮细胞收缩，将乳汁"挤"出体外，产生"奶阵"。

妈妈也不用担心乳汁漏了宝宝就不够吃了，泌乳量不会因为漏奶而有所变化。只要有足够多的吸吮刺激，你就能产出足够喂饱宝宝的乳汁。

漏多久，取决于你和宝宝磨合多久

漏奶一般都发生在产后头几周，也有的妈妈漏奶时间长达几个月。

更多与漏奶相关的内容可以扫描二维码进一步了解。

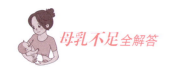

漏奶时间的长短，是由妈妈和宝宝之间的磨合程度决定的。宝宝出生之后，妈妈的乳房就开始进行调整，努力适应哺乳"工作"。等宝宝熟练掌握吃奶技能，妈妈的泌乳量和宝宝的需求之间达成动态平衡之后，漏奶一般也就会停止了。

7. 奶线少是不是泌乳少

"人家'奶阵'来的时候好多根奶线一起喷出来，可我的就那么几根，说明我的乳汁太少，对吧？"

那当然——不对！看到下图里那些输乳孔了吗？能出几根奶线，取决于妈妈有多少输乳孔。理论上讲，有几个输乳孔就可以形成几根奶线。但这有个前提——使用正确的手挤奶的方法，用蛮力像挤热水袋那样可不行。

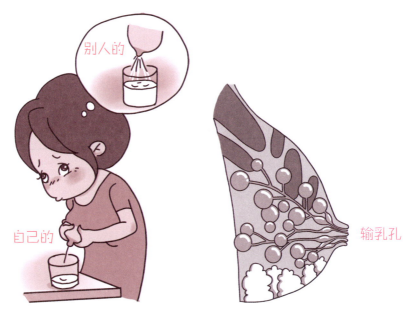

输乳孔数量为5～10个

一个乳头上一般会有5～10个输乳孔，但为什么有的人输乳孔多，有的人输乳孔少呢？那是因为，有的输乳管在到达乳头之前会汇合，2根管一合并，就只有1个输乳孔，究竟会有多少输乳管互相合并，每个人都不一样。所以，即使乳腺组织和输乳管的数量一样，输乳孔的数量也可能会不一样。

奶线的差别是怎么产生的？

◎ 每个乳房会有15～25个乳腺小叶来"负责"泌乳。

◎ 每个乳腺小叶有1根往外输送乳汁的输乳管，总计15～25根输乳管。

◎ 乳汁在乳腺小叶腺泡中产生，顺着输乳管"奔向"乳头上的输乳管开口——输乳孔。有的输乳管在到达乳头之前就相互汇合了，因此输乳孔的数量就只剩下5～10个，奶线也就只剩下5～10根。所以，有人的奶线是5根，有人是10根，有人在5～10根之间。

5根奶线不一定比10根奶线泌乳量少

输乳孔的数量比别人少，不等于乳腺小叶和输乳管的数量也比别人少，有可能跟人家一样多，甚至还可能比人家多，只是比较"节省"输乳孔罢了。乳腺小叶才是生产乳汁的"设备"，输乳孔不过是乳汁的出口，不决定乳汁的多少。只要"生产设备"工作努力，泌乳量足，奶线少几根也不用怕。妈妈们觉得，是不是这个道理呢？

更多与母乳分泌量过多相关的内容可以扫描二维码进一步了解。

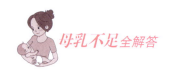

奶线太多未必好，宝宝可能"很受伤"

有的妈妈奶线多，"设备"工作起来也确实努力。可是，奶线全开的结果却让宝宝很"受伤"——"奶阵"一来，几根输乳管汇聚在一起，乳汁从同一个孔往外喷，跟"高压水枪"一样，宝宝吞咽那叫一个辛苦！这就逼得这些妈妈不得不使出浑身解数，让乳汁涌出得慢点。

8. 不涨奶是不是母乳变少了

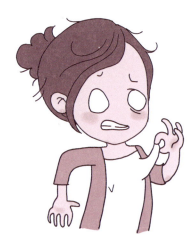

产后本来是经常涨奶的，时间长了慢慢不涨奶了，这是不是母乳变少了？

并不是！这恰恰说明乳房学会"聪明地"泌乳了——宝宝吃的时候泌乳，不吃的时候不怎么泌乳。这个状态就是"供需平衡"，宝宝什么时候需要母乳，需要多少母乳，妈妈就什么时候泌乳，分泌适量的乳汁。

每位妈妈都会经历这个过程，它会自然发生，所以，不必感觉不到涨奶就担忧。毕竟乳房是最了解泌乳这件事的。少数妈妈的乳房"超级聪明"，产后不涨奶直接供需平衡；也有少数妈妈的乳房超级勤奋，总是处在"开工"状态，宝宝快1岁了还经常涨奶。

更多与不涨奶相关的内容可以扫描二维码进一步了解。

9. 母乳吃多少才会让宝宝满足

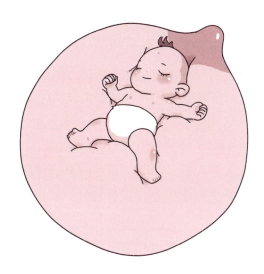

很多妈妈有这样的疑惑，明明宝宝大、小便量足够，体重也正常，但宝宝就是没有表现出"吃完奶很满足"的样子。母乳吃多少，宝宝才会满足呢？

"吃饱了就显得很满足"需要有个前提——宝宝的其他需求也基本得到满足了。吃得再饱，如果热了、无聊了、烦躁、没睡好、想找妈妈找不到，宝宝也不会表现出满足。

很多哺乳指导都有一个共识：母乳多得吃不完的妈妈，家里也经常有一个不容易满足的宝宝。因为他们经常被母乳呛到，吃奶过程中吸入大量空气想打嗝，容易吐奶，并因为这些原因睡不安稳，进而缺乏睡眠。

所以，如果宝宝的大小便和体重都没有问题，那我们就把注意力从泌乳量转移到宝宝的"不满足感"上面去，观察宝宝一般在什么情况下不好带、不开心、不满意，能不能通过让他睡得好些、玩得好些来改善。

更多与宝宝睡和玩相关的内容可以扫描二维码进一步了解。

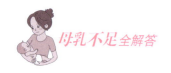

10. 催乳真的能让母乳变多吗

要回答这个问题，首先要明确"催乳"具体指什么。"催乳"这个词，在日常生活中应用范围十分广泛，定义多且不清。对想要增加泌乳量的妈妈来说，大概所有能让母乳变多的方法都算是"催乳"；对中医医师来说，针对妈妈个人体质，辨证施治，开个好方子，也可能达到"催乳"的效果；西药中也存在一定程度上有助于泌乳的"催乳"药物；对哺乳指导来说，使用无痛、对乳腺组织不造成伤害的按摩手法，帮助妈妈们移出乳房中由于各种原因没能移出的乳汁，以此来增加泌乳量，当然也是"催乳"。

在哺乳指导的工作中，通常妈妈们所认为的"催乳"就是"提升奶量"。而"提升奶量"的需求对哺乳指导来说，就是利用泌乳原理，尊重乳房生理，做效果更好、更符合妈妈们的服务，需要运用手法排出乳汁，就用手法，需要帮助妈妈们调整喂养方式，就调整喂养方式。

当你了解了乳房泌乳的原理，就能知道泌乳也讲究"供需关系"，移出的乳汁多，分泌的乳汁也会跟着增加。在通常状况下，移出乳汁这个

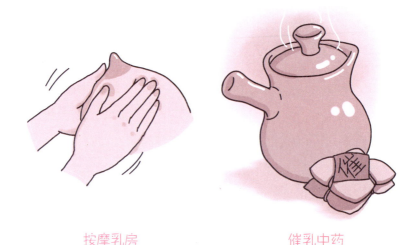

按摩乳房　　　　　　　　　催乳中药

"重要任务"应该由宝宝来完成，宝宝通过吸吮将乳汁按照自己所需要的量移出乳房。

如果出现宝宝含乳姿势不当，妈妈乳头、乳晕有损伤等情况，乳汁移出就会受阻，导致乳汁淤积在乳房内。情况比较严重的话，宝宝继续频繁吸吮反而有可能造成乳房状况进一步恶化，乳汁淤积更加严重。这时候，乳汁排不出去，宝宝吸不到，妈妈就会被认为"母乳不足"了。可是如果只是减少甚至停止哺乳来保护乳头、乳晕，淤积的乳汁排不出去，泌乳的"供需关系"还是会被打乱，影响妈妈的泌乳量。

在这种情况下，哺乳指导可以通过"催乳"按摩手法，尽可能在不加重乳房损伤的同时排出淤积的乳汁。哺乳指导还会根据妈妈乳房的情况给出哺乳次数建议，配合其他护理方法促进"受伤"的乳房恢复。妈妈如果能够切实配合哺乳指导的方案，当乳汁移出后，泌乳情况很快就能得到改善，哺乳时会明显感觉到宝宝吃到的乳汁变多了。

在帮助妈妈提升奶量的过程中，哺乳指导不仅会注重泌乳量提升的速度，而且还会重视泌乳量提升之后能稳定保持。无论是手法按摩，还是调整哺乳次数，都是为了让妈妈能早日恢复正常哺乳，而不是一味靠按摩排奶来提升泌乳量。综合运用各种方法，而且在这个过程中，不对乳房和宝宝吃奶造成额外的不良影响，"催乳"的效果才能够长期保持下去。

第2章

正确哺乳，母乳自然充足

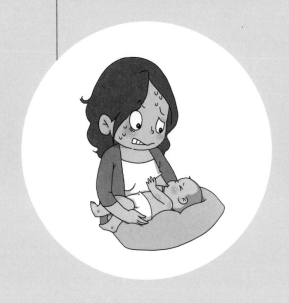

为什么会有那么多妈妈遭遇"母乳不足"？"母乳不足"会是妈妈们哺乳之路上无法避免、必然遇到的路障吗？历经数百万年进化而来的人类身体，可不会这样故意捉弄大家。懂得科学哺乳，是可以有效避免出现"母乳不足"的。本章将以浅显易懂的方式讲述与乳汁分泌有关的一些知识。

1. 了解乳房泌乳的原理

　　一直以来很多新妈妈产后遵从了"勤喂原则"，又或者喝了很多下奶汤，可为什么依然会遭遇"母乳不足"？这是因为她们没弄清楚乳汁是怎么来的。

　　要保证乳汁生产，前提是乳腺组织发育正常（天生无奶的情况非常少见），只要乳腺组织发育正常，无须怀疑自己的乳房有问题，只需筛查乳汁"生产"的各个环节就可以了。

乳房是乳汁"加工厂"

　　如果将妈妈的乳房比作一个加工厂，那么宝宝就是工厂的"客户"。工厂是怎么生产产品，来满足客户需求的呢？

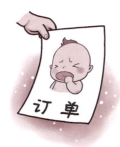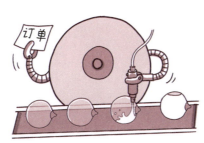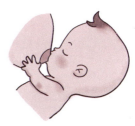

"客户"下订单　　　　　　"工厂"生产　　　　　"客户"收到产品

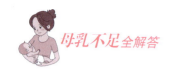

有没有哪个工厂会照着客户订单量的2倍、3倍来超额生产？虽然客户不要那么多，但生产线一直不停地工作，产品多到仓库都装不下，多到堆到仓库外面？有！妈妈产后初期的乳房通常就是这么"工作"的，这是为了保证宝宝有足够的母乳吃，但用不了多久，乳房就不再这么"疯狂生产"了，而是逐渐趋于供需平衡，减少剩余库存。乳房工厂变聪明了——"宝宝需要多少乳汁，我就生产多少！"。

可为什么有的妈妈分泌的乳汁不够宝宝吃呢？妈妈就需要先了解乳汁的生产和运输过程。

"乳房工厂"生产模式

第一步　宝宝正确含乳"下单"更高效

宝宝吸吮妈妈乳头、乳晕时，会刺激妈妈下丘脑产生泌乳素，泌乳素到达妈妈的乳房："有订单，快生产！"于是妈妈的乳腺腺泡就立刻投入生产。宝宝正确含乳对妈妈的乳晕刺激会更明显、更有效，能帮助妈妈产生更多泌乳素，帮助泌乳。

第二步　订单多就多产，订单少就少产

宝宝对妈妈的有效吸吮刺激就是"下订单"，订单下的越多，妈妈的身体就会努力生产越多乳汁。像月子里的宝宝，妈妈一天哺乳次数要保持在8～12次甚至更多。随着宝宝月龄增长，吸吮效率不断提高，吃奶的间隔时间会渐渐拉长，妈妈哺乳频率就减少了。

当宝宝不想吃奶时，妈妈无须哺乳，这个时段的泌乳量就会随之减少，而其他时段的泌乳量却保持不变，并不会减少。一听泌乳量会减少，很多妈妈就害怕，其实不必担心，即使以后这个时段宝宝的需求增加，只要宝宝有效吸吮够多，"乳房工厂"就会加紧"生产"。你需要产多少母乳，听宝宝的就行了！

更多与哺乳妈妈饮食相关的内容可以扫描二维码进一步了解。

如果您想要足够的产量，还需要工厂具备充足的"原料"——妈妈可以通过日常饮食，摄取均衡的营养素和充足的水分。要注意的是，每天大鱼大肉不是均衡，每天胡吃海塞也不是均衡。备再多原料，没有其他生产环节的配合，原料也没法变成产品。所以，大吃大喝对增加泌乳的帮助很有限，对宝宝的帮助也不大，但对妈妈体重上升、身材走形却很有"效果"！还在玩儿命吃的你，赶紧停下吧！另外，多喝水也可以很好地促进乳汁生产。

堵了，"货"就运不出来

如果"下订单"和"生产乳汁"都没问题，但运输出现了问题，可能会出现"明明生产了很多母乳，宝宝却吸不出来"的窘境。很多哺乳指导都遇到过这样的案例：检查妈妈乳房发现"奶阵"多、泌乳量大，还有很多淤积，可是宝宝却明显摄入不足。现成的乳汁为啥宝宝吃不到呢？因为乳汁移出的运输环节出了问题，妈妈就算生产再多乳汁宝宝也吃不到嘴里。

要想乳汁移出顺顺利利，首先就要保护好乳头、乳晕的健康。这就好比只有保证道路畅通、路况好，才能保证出货顺利。

红肿、破损的乳头不仅会妨碍催产素发挥作用，还会导致"奶阵"减少，让妈妈痛苦不堪。你以为只是疼就完了？宝宝还没吃饱呢！水肿的乳头会让输乳孔变得狭窄，乳汁很难移出，表现就是妈妈乳房硬硬的，宝宝吃来吃去吃不到，急得用嘴扯乳头："奶呢？奶在哪？"更严重的是母乳会逐渐变少，因为难以移出的乳汁淤积在乳房里，越来越浓稠，越来越淤积，渐渐地身体就会认为："生产了这么多的母乳，都没吃完啊，那下回生产减量。"

容易让乳头破损、淤积阻塞的行为

◎ 宝宝含乳姿势不正确　　　◎ 非哺乳时机哺乳

◎ 宝宝长时间含乳头　　　　◎ 错误地使用吸奶器

◎ 妈妈过于频繁地哺乳　　　◎ 妈妈饮食太油腻

◎ 宝宝拉扯乳头

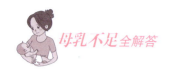

"乳房工厂"是这样运转

在妈妈乳房健康，宝宝情绪良好的前提下，当宝宝出现"饥饿信号"时，妈妈及时哺乳，并且宝宝能正确含乳。这样宝宝可以有效地吸吮乳房，刺激妈妈产生催产素，形成"奶阵"。同时妈妈也分泌泌乳素，让"乳房工厂"持续生产。当分泌的乳汁被宝宝吃出来后，乳房便记住了"下回就分泌这么多的乳汁"，于是泌乳量得以维持。

是不是母乳分泌量足够宝宝就一定能好好吃了？未必。除了"乳房工厂"正常运转外，宝宝的日常作息也要合理，当宝宝的整个生活节奏都顺畅了，自然也就能好好吃母乳了。

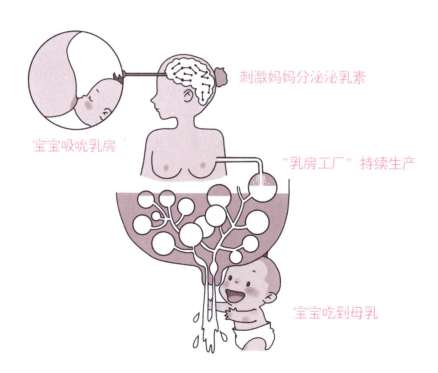

刺激妈妈分泌泌乳素

宝宝吸吮乳房

"乳房工厂"持续生产

宝宝吃到母乳

2. 罕见的"天生没奶"

女性的乳腺，从胎儿期就已经存在了。经历青春期和孕期的再度发育之后，不但从形态上与男性区别开来，乳腺组织也前所未有地伸展开，并具备了分泌乳汁的功能。在青春期和孕期，有的女性乳腺组织没有得到充分的发育，有可能无法泌乳或者无法分泌足够的乳汁来喂养宝宝。这被称为乳腺组织发育不良（insufficient glandular tissue，IGT）。

遇到下列情况需要警惕乳腺组织发育不良

宝宝不长体重。如果宝宝出生后减重超过10%，并且3周后没有回到出生体重，就需要分析原因，考虑妈妈有乳腺组织发育不良的可能性。

在哺乳的时候，妈妈完全听不到宝宝吞咽乳汁的声音。当然，并不是每次哺乳都会听到宝宝的吞咽声，如果从来都听不到，妈妈就要分析一下原因，看是不是与乳腺组织发育不良有关了。

经常会有妈妈觉得宝宝没有吃到足够多的乳汁，但是很多宝宝其实是摄入充足的，但是如果产后1周后宝宝的尿量都达不到每天6～8次，妈妈就需要认真分析原因。当这个现象和下面的一些指征同时存在时，妈妈乳腺组织发育不良的可能性会更大。

会是乳腺组织发育不良的情况么？

以下列出的只是可能出现的情况（这些情况大部分都同时具备），并不能作为临床诊断标准，也不建议妈妈自己"下诊断"，如果担心有这种可能，请务必到乳腺科就医。
◎ 在青春期或孕期妈妈完全没有经历任何乳房变化
◎ 妈妈没有经历产后乳房肿胀
◎ 妈妈乳房呈管状

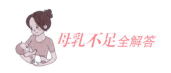

◎ 妈妈乳晕非常大或者隆起

◎ 妈妈乳房特别小。很多乳房小的妈妈也能够分泌足够的母乳，她们乳房小的原因是乳房中脂肪组织较少。如果乳房小的同时泌乳量不足，则不排除是因为乳腺组织缺乏。

3. 计算宝宝一日所需的奶量

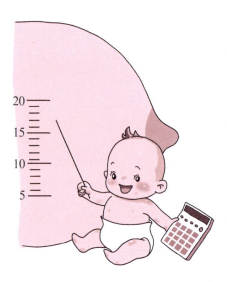

最值得推荐的哺乳方式是让宝宝在妈妈的乳房上直接吸吮，这叫亲喂。宝宝会自己决定吃多少。可是在有些情况下，妈妈会很想知道宝宝到底要吃多少。比如背奶妈妈想知道自己带多少乳汁回家才能满足宝宝一天的需求。也确实有一些方法，可以计算出宝宝每天所需的热量。计算出宝宝每天所需的热量之后，只要知道单位食物提供的热量数值，就能比较精确地知道宝宝到底要吃多少了。

按照宝宝月龄计算热量

第一种方法中数据计算是按照不同月龄阶段来划分的。下表中显示的是不同月龄母乳宝宝每天所需的总热量以及分别来自母乳和辅食中的热量。

不同月龄宝宝从母乳和辅食中所获取的热量

宝宝月龄	每天所需热量（千卡）	从母乳获取的热量（千卡）	从辅食获取的热量（千卡）
6～8月龄	682	486	196
9～11月龄	830	375	455
12～24月龄	1 092	313	779

从上表可以了解，宝宝12～24月龄时，每天一共需要1 092千卡的热量，其中313千卡热量来自母乳，779千卡热量来自辅食。母乳平均每30毫升能提供22千卡热量。

$$313 \div 22 \times 30 \approx 427（毫升）$$

注：产生313千卡热量需要的母乳为313除以22，换算成毫升数需要再乘以30。

也就是说，在宝宝12～24月龄时，每天需要摄入的母乳量约为427毫升。职场妈妈如果每天早上出门之前亲喂1次，晚上下班回家喂1次，夜间敞开供应的话，427毫升的母乳量就已经够了。即使哪天稍有不足，周末2天朝夕相处，宝宝一定能够自己补回来。所以，宝宝一般满12个月之后妈妈就可以考虑停止背奶了。

按照宝宝体重计算热量

有些妈妈也许会觉得按月龄计算跨度太大，也没有把宝宝个体差异算进去，那么还可以通过宝宝体重来计算热量。

$$0～3月龄＝[89 \times 体重（千克）-100]+175$$
$$4～6月龄＝[89 \times 体重（千克）-100]+56$$
$$7～12月龄＝[89 \times 体重（千克）-100]+22$$
$$13～35月龄＝[89 \times 体重（千克）-10]+20$$

这种方法是基于宝宝不同月龄和体重来计算所需热量。

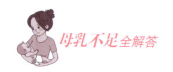

下面举例来说明，一个宝宝12个月时体重9.4千克，那么每天所需的热量就是（89×9.4−100）+22=758.6千卡。要知道这其中有多少来自母乳，可以用上一种方法中的比率大致推算。也就是说，以12～24月龄来自母乳的热量占每天所需总热量的比率，乘以宝宝12个月时每天实际所需热量，可以得出其每天需要从母乳中获取的热量为313÷1 092×758.6≈217千卡。按照每30毫升母乳提供22千卡热量，所以每天所需母乳量大概是296毫升。这时妈妈如果要上班，肯定就不用背奶了。

妈妈掌握方法以后就很容易知道宝宝到底需要吃多少了。各种食物的热量在网上要查都是非常容易的。下表显示的是每30毫升不同的奶类和液体食物所提供的热量。

不同液体食物所能提供的热量

奶的种类	所含平均热量（千卡/30毫升）
母乳	22（平均）
婴儿配方奶	20
牛奶（全脂）	19
牛奶（2%）	15
牛奶（1%）	12
牛奶（脱脂）	10
羊奶	18
豆奶	18
豆奶（减脂）	12
米浆（原味）	15

4. 哺乳的次数

一天究竟需要哺乳几次，新妈妈都很关心这个问题。

　　宝宝满月后吃奶间隔时间差不多能保持在2～3小时，之后的一些时期，如宝宝对玩比较感兴趣的时期，可能会间隔3～4小时。一般来讲，只要宝宝满月了，如果多数间隔时间少于2小时，或者多数吃奶间隔时间超过4小时，都建议需要做一些调整。

　　宝宝吃奶除了填饱肚子，还有安抚自己的目的，月龄越大，填饱肚子的目的越小，安抚的作用越多。大致来说，如果宝宝吃奶太频繁，建议妈妈要考虑宝宝是不是无聊，是不是安抚性哺乳太多了。如果宝宝吃奶间隔时间太长，建议妈妈要考虑宝宝的运动和玩耍是不是能达到当前月龄的需求，如果达不到，那么体能消耗也就达不到当前月龄的需求，食欲也会达不到当前月龄的需求了，最后不但吃奶间隔时间长，连胃口也变差了。

　　下面来详细说说各月龄宝宝吃奶的频率。

月子前2周：有时1小时2～3次，有时2～3小时1次

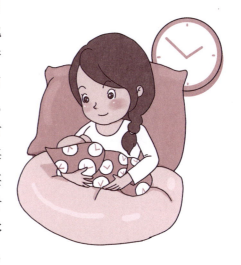

　　刚出生2周的新生宝宝，人小胃也小，每次需要的量不多，吃奶对他来说是个"力气活"。尤其在妈妈产后早期，"奶阵"还不能替宝宝省力的时候，宝宝吃吃睡睡是很常见的。加上母乳消化快，2次吃奶的间隔时间可能只有1小时甚至更短，宝宝每天吃奶的次数通常会有8～12次，甚至更多。有时也能连续睡2～3小时才吃1次，毕竟新生宝宝需要足够多的睡眠。虽然宝宝吃奶不太有规律，但基本都是正常的。

月子后2周：开始有点规律，但规律易被打扰

　　从第3周到满月前后，你会发现宝宝睡眠有了些规律，吃奶间

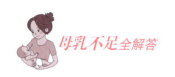
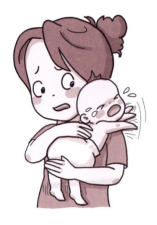

隔时间也逐渐向2小时过渡。这是因为宝宝体力明显比前2周更好，并逐渐开始适应这个新世界，吃一次奶能支撑他安稳地睡一阵子，但如果宝宝出现哭闹难哄时，这规律可能又乱了。

经过了相对安宁的前2周后，很多妈妈会发现，从第3周开始，宝宝似乎不听话了。哭闹增多，哄不住的情况多起来。这并不是妈妈的乳汁变少了，而是宝宝清醒的时间逐渐增长。白天黑夜的交替、吃奶后胀气的不适、对周围陌生环境的不安，甚至温度的舒适与否，都很容易让新生儿烦躁和哭闹。这是最容易让新妈妈产生挫败感的时期，妈妈会感觉，连喂奶这个"杀手锏"也哄不住宝宝了，分分钟走在崩溃的边缘。

学会哄宝宝

这个阶段宝宝哭闹，要多从宝宝舒适与否的角度排查。新妈妈要学习识别宝宝吃、喝、睡的信号，尽量避免用乳房安抚宝宝，保护好乳房才能让哺乳顺利持续下去。妈妈和家人要学着用其他方式安抚宝宝。宝宝睡不实、睡得短等问题，可以通过逐渐形成吃、睡规律和改善睡眠舒适度来解决。

更多与睡眠相关的内容可以扫描二维码进一步了解。

2～3月龄：2～3小时吃1次很常见

2～3月龄的宝宝吃奶间隔时间明显拉长，大部分时候能做到2～3小时吃1次。一般3个月时，如果妈妈能帮宝宝把生活安排得丰富合理，那么绝大多数宝宝都能做到3小时左右吃1次了。就算不能每次都稳定地3小时吃1次，在多数时候也基本可以做到。

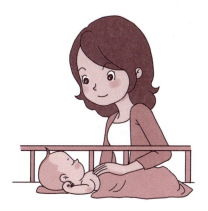

吃奶频繁很可能意味着规律乱了

3月龄的宝宝如果经常做不到3小时吃1次，宝宝吃奶间隔时间很短并且乱，那么妈妈就该关注是不是出现了什么问题，比如宝宝作息混乱。如果是，那就不是宝宝吃奶的表现不对，而是大人给宝宝的睡眠照顾不够好，并且日常生活安排不好。宝宝经常因为安抚不到位而睡不好，妈妈没有办法，只好频繁安抚性地哺乳，宝宝也习惯了想要被安抚的时候就找奶吃。宝宝看上去每次也是非常想吃奶的样子，妈妈就会以为宝宝确实是饿，但其实这种"看上去"非常想吃奶，往往代表的是宝宝非常想被安抚。

这个月龄吃奶频繁的另一个原因是宝宝生病了，或者宝宝属于高需求类型（不好哄并不就是高需求宝宝，高需求宝宝其实非常少见）。

4～5月龄：3～4小时吃1次，吃得好也不老实

到了4～5月龄时，宝宝的吃奶间隔时间可以拉长到3～4小时（再长就不太正常了）。宝宝单次吃奶时长也短了，可能5分钟就吃饱了，吃

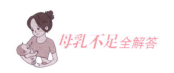

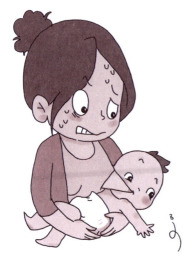

10分钟就非常好了。这个阶段妈妈的泌乳已经能"配合"宝宝的需求了，供需平衡普遍都能达到（有的妈妈在此之前就能达到平衡）。宝宝不吃就不泌乳，一吃就有。宝宝有体力，"吃奶技术"熟练，于是吸吮效率也高了。高效率的吃奶，能满足这个月龄宝宝生长发育的需求，他们随时都想要观察一下周围的环境变化，迅速吃饱，然后去玩，满满的好奇心让他们对吃奶暂时没了以前的热情。

这个时期"母乳不足"的真相

如果妈妈在这个阶段没意识到宝宝生长发育的特点，又不了解乳房泌乳的特点，不知道"供需平衡"，一时会搞不清宝宝突然"不爱吃奶"是怎么回事，很可能会采取一些不当的措施。比如认为不涨奶就是母乳少了，于是添加配方奶；为了让宝宝"吃得再饱一点"就按着宝宝的头，逼宝宝吃奶等，殊不知这些方式反而让情况难以解决。

更多与宝宝厌奶相关的内容可以扫描二维码进一步了解。

6～9月龄：老实吃奶但吃得少，爱吃辅食

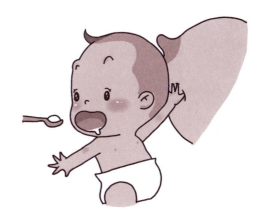

从6个月开始，宝宝对周围的环境已经很熟悉，不太会为一点小事就到处看，吃奶比较老实，吃奶时间也会长一些。此时正是开始添加辅食的时期，家人和宝宝都对各种辅食有着浓厚的兴趣，所以辅食吃得既开心又彼此满意。俗语说"七坐八爬"，很多宝宝开始学习爬了，大部分妈妈也都乐于让宝宝充分地爬行。有好吃的、好玩的，于是宝宝吃奶的次数就明显减少了，有时甚至白天只有2～3次。担心宝宝要自己断奶了的妈妈别害怕，这种状况只会持续一小段时间，马上就会迎来母子关系的新时期。

10～11月龄：要么"奶痨"，要么不吃

很多宝宝到了10个月，辅食已经吃得比较习惯了，有的开始逐渐失去兴趣。爬成为这个年龄段宝宝最爱、最熟练的运动。如果宝宝有可以投入精力和体力的活动项目，比如爬、到处探索、各种游戏和玩耍，就暂时不

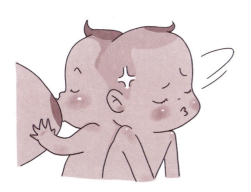

容易想起来要吃奶。反之，当这个阶段没有更新的活动项目提供给他，无法满足宝宝的好奇心和探索欲望，宝宝便会选择在妈妈怀里吃奶来打发时间。这时候，不管是2小时，还是3小时、4小时吃1次奶，都是正常的。

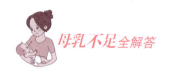

只有充分地玩，才不会整天地吃

有的妈妈不限制宝宝爬和玩耍，宝宝爬得比较过瘾，活动范围也更广阔，总有新鲜的事物吸引他的注意，宝宝会热衷于到处探索而忘记吃奶。也有的妈妈会因为怕脏、怕宝宝累等原因，限制宝宝爬和到处玩耍，或者经常"抱着宝宝到处逛"作为宝宝一天里主要的活动项目。宝宝的精力投入和体力消耗都很有限，消耗不够，是无法满足这个月龄宝宝生长发育的需求。如果大部分时间都处于这种无所事事的状态，唯一让宝宝觉得有趣的事就是在妈妈怀里吃奶。

1～2岁：一天十几次，频繁吃奶

从 1 ～ 1.5 岁这半年左右的时间里，宝宝会因为开始学习说话，学习走路，和更多人有更多的互动，产生很多成长中的烦恼，于是总想要回到妈妈怀里吃一口母乳"压压惊"。妈妈们习惯称之为"恋奶期"（在整个哺乳过程中，可能会有多次不同程度的恋奶期，只是这次比较显著而持久），吃奶频率堪比月子里的宝宝！玩会儿就要吃一口的情况时有发生，甚至 2 小时 1 次都算长的了。宝宝越是要扩展自己的"地盘和领域"，越是会不停地回来确认领域是安全可靠的，这也是宝宝在确认安全感。

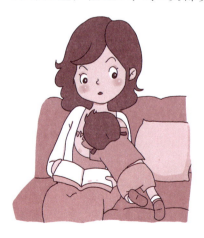

一般来说，3 ～ 6 个月后宝宝的恋奶就会逐渐过去，进入到吃奶次数开始递减的阶段，3 ～ 4 小时吃 1 次的时候慢慢增多。这个阶段的恋奶过去之后，宝宝就不太会出现吃奶如此频繁的时期了，除了一些特殊情况。比如生病期间，身体不适会让宝宝吃奶频繁；妈妈对宝宝吃奶做了一些反向强化的行为；又或者在不恰当的时期给宝宝强化离乳（如反复向宝宝提及要断奶），反而造成宝宝对吃奶产生焦虑，出现吃奶频繁的短暂表现"妈妈不让我吃了？那我赶紧多吃吃！能吃一口是一口啊！"。

不爱吃饭和恋奶不期而遇

宝宝不爱吃饭的问题有的出现在1～1.5岁期间，跟恋奶不期而遇，这只是一种巧合。

宝宝1岁前生长发育迅速，所以宝宝对母乳、辅食兴趣大，"饭量"比较大。到1岁后宝宝生长发育速度会逐渐减缓，这意味着身体不需要消耗这么多能量，所以很多宝宝1岁后的饭量会明显比1岁前小。

一旦宝宝出现不爱吃饭和恋奶的情况就容易引起妈妈的焦虑。如果没有对宝宝吃奶多、吃饭少做一些不当的强化行为，比如逼迫宝宝吃饭、强行限制吃奶、家人表现出严重焦虑情绪等，当恋奶期逐渐过去，宝宝会慢慢恢复"该玩就玩，该吃饭就吃饭"的状态，不会一直对母乳保持兴趣。

如果妈妈在饭前30分钟也照常满足宝宝吃奶要求的话，确实会让很多宝宝因为吃了奶而主食减少。当然，也有的宝宝连"奶阵"都没吃出来就走了。这个阶段如果妈妈担心宝宝吃饭受影响，最简单的办法是在饭前30分钟里不要在宝宝眼前出现。如果是全职妈妈一个人带宝宝，那就给宝宝和自己都立个规矩，饭前30分钟不吃"压惊奶"。为了避免母子大战，妈妈要有储备好的游戏，可以在此时分散宝宝的注意力。比如，丢两个沙发垫到地上，和宝宝一起爬上去爬下来。总之，要兼顾吃好饭和不跟恋奶期宝宝作对，就要有智慧，付出心思和体力。好在，这个时期顶多就是半年而已。

2岁以后：一天只吃几口，表示还没断奶

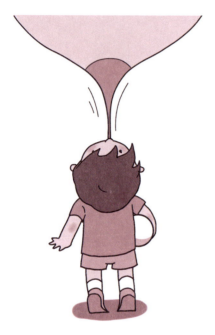

经过了1～2岁那段时间的锤炼，妈妈和宝宝配合不好的，大多就已经断奶了，哺乳顺利的一般也都淡定了。这时候宝宝对母乳的需求，不再是为营养，更多是和妈妈做情感交流。随着宝宝渐渐长大，体力、脑力飞跃式地发展，生活体验更加丰富了，思维和能力得到质的提升，宝宝能通过语言和肢体等其他方式来跟妈妈交流，母乳自然也吃得越来越少了。当宝宝的情感充分获得满足，吃奶和睡眠之间的联系不再紧密之后，宝宝离乳的时机就到了。

除了以上的规律，吃奶次数差异还会受到一些其他因素的影响。

有些时候宝宝的吃奶频率会受到妈妈泌乳特点的影响。如果妈妈"奶阵"非常急，宝宝吃奶次数相对就会少一些。因为宝宝吃奶时会在短时间内被灌饱，也容易有嗝；宝宝常常吃奶睡着了刚闭眼还可能会被灌进嘴里的汹涌奶液惊醒，并且最开始几口容易吞咽不及……所以，在这样的情况下，宝宝往往寻求安抚性吸吮的次数比较少，总体来说吃奶次数少些，频率低些。相比之下，"奶阵"次数少，持续时间短又不急的乳房会被宝宝视为最佳的"安抚神器"！宝宝会因此比较喜欢"奶睡"（吃着奶睡觉），当宝宝有各种不开心时也喜欢吃奶求安抚。那么总体来说吃奶次数就会多些，频率高些。

宝宝吃奶次数多少也会和宝宝的个性有关。同样喂养方式的双胞胎，也可能会一个吃奶次数多些，另一个少一些，这都是正常表现。

环境改变、家庭变化、分离焦虑等，都可能影响宝宝的吃奶频率，妈妈了解这些情况后，就容易淡定面对了。

5. 母乳持续减少的原因

母乳喂养的宝宝依赖母乳中的营养，但终有一天餐桌饮食会替代母乳，宝宝也会断奶。当宝宝的需求越来越少，妈妈的乳汁也会越来越少。但同样是"喂着喂着母乳就少了"，具体说起来，情况还不大相同。

现在就来说说母乳越喂越少的两种情况。

该少的时候，自然少下去

随着宝宝辅食次数增加，宝宝越来越大，妈妈越来越不容易感觉到涨奶，漏奶的情况也越来越少。这就是自然的、正常的越来越少。背奶妈妈可能刚上班时需要挤300毫升，宝宝1岁时挤200毫升，1岁以后挤100毫升，这也是正常的越来越少。

泌乳量大的妈妈涨奶时需要常常挤出一点点，免得胀得太痛苦，但又不能挤多，得靠持续稍微涨奶来慢慢减少泌乳量。这也算一种正常的越喂越少。

喂到宝宝两三岁时，妈妈断奶时乳房通常一点胀痛都没有，直接软软地结束泌乳。如果宝宝都已经三四岁了，妈妈的泌乳量仍然居高不下，建议妈妈检查一下身体的激素水平是否正常。

第一次当妈妈的新手，在遇到这些正常的越喂越少时，可能也会心慌，生怕母乳少下去，不够自己喂到宝宝两三岁，担心喂不到宝宝自然离乳。

其实自然离乳本身就是乳汁越来越少的过程。

没到时候，提前少下去了

第二种情况是母乳很"不配合地"提前少下去，往往是因为妈妈遇到了哺乳困难。

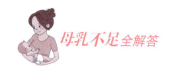

哺乳时机错误

新手妈妈不太清楚宝宝什么情况下是饿了要吃，常常等到宝宝哭闹难哄时才去喂。可是宝宝在哭闹时如果不先安抚下来，很难配合妈妈含住乳头。有的新妈妈会误以为宝宝是不愿意吃母乳，只好更换配方奶。这种情况次数多了，没有宝宝的吸吮刺激，妈妈泌乳量就下来了。

建议：多观察宝宝的表现，只要宝宝发出了饥饿"信号"，妈妈就赶紧喂。当然妈妈首先要能读懂自己宝宝发出的"信号"。

混合喂养

宝宝是每个家庭的"心肝宝贝"，很多新手父母都特别担心母乳喂不饱宝宝。看到宝宝吃得不欢，吃一会儿又吃，就很想添加奶粉。还有的妈妈看着刚出生的宝宝吃几口就歇一歇，非常心疼，也很想让宝宝先吃奶粉，有力气了再吃母乳。

可是宝宝吃饱了奶粉就不稀罕费劲吸母乳了，即使吸了也是敷衍几口。时间一长，妈妈乳房接受到的有效吸吮越来越少，母乳就少了。

建议：如果妈妈心疼宝宝就要自己先学习科学的喂养知识。母乳既能给宝宝最好的营养，又能增强宝宝抵抗力，还能增进母子感情。宝宝吃母乳确实需要费点力气，但这也会让他们有更好的胃口来吃更多的母乳，并不是坏事。宝宝饿了一定要到妈妈怀里吃奶，确实不够再考虑添加配方奶。

如果妈妈已经遇到母乳不足的困扰，那你的计划是"先增加泌乳量，再减掉奶粉"还是"先减掉奶粉，让母乳被宝宝越吃越多"呢？前者是很多妈妈追奶失败的教训，后者才是科学追奶的方式。虽然看起来好像要委屈宝宝了，但其实只要循序渐进就不会的。如每3天减少1顿奶粉，既不会因为少了几十毫升饿到宝宝，又能有充足时间尽快让妈妈的泌乳量提升起来。

回归职场未按时挤奶

有的妈妈产假结束回公司，上班一忙就容易忘记按时挤奶。排空次数减少，泌乳量也就跟着减少了。

建议：给自己定闹钟提醒吧！就算实在很忙，借上厕所的时间挤上几分钟也是好的。学会用手挤奶，就可以快速方便地保持泌乳量。

遭遇压力大、劳累等状况

妈妈精神和身体上的压力都可能让哺乳出现状况：乳汁排出不畅，妈妈自我感觉乳汁减少，甚至出现乳腺炎。

建议：妈妈一定要学会自我减压。平时要多关爱自己，不要让压力积累起来。育儿的事情不要一肩挑，多让家人参与。有一个能跟你一起"逛逛吃吃买买"的闺蜜会很不错。

母乳已经少了的妈妈也别担心。泌乳量是灵活的，能少下去，也能多起来。只要正确分析自己的情况，按照上面给出的建议，一定会得到改善的。

6. 放松心情，吸奶才顺利

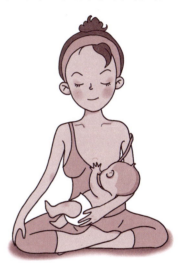

"我就是吸不出奶！"

这句话是不是很耳熟？常常能听到有妈妈这样说。通常说这话的妈妈是处在什么样的情况下呢？

"我母乳不足吗？只要用吸奶器吸出来，亲眼看到就知道了！"

产后不久的新妈妈尤其容易陷入这样的境地。如果吸出来的乳汁自己觉得够多，就瞬间信心满满。可是很多时候事与愿违，吸出的乳汁没有预期的那么多，于是给自己贴上"没奶""奶不够"的标签。

也有一些因为母婴分离或重返职场等原因，需要妈妈把母乳吸出来给宝宝吃的情况。很多妈妈与宝宝配合默契，亲喂时根本不担心泌乳量不够。可是一旦用吸奶器吸奶，妈妈就很抓狂，使劲折腾也吸不出多少母乳！

更多与手挤奶方法相关的内容可以扫描二维码进一步了解。

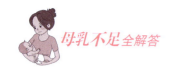

为什么乳汁吸不出?

吸奶器吸不出乳汁，并不是因为妈妈没有乳汁，就是吸奶器吸不出来而已。吸不出乳汁的妈妈有个共同点：承受来自自己或他人的压力，纠结于吸出的奶量，焦急甚至焦虑。

我们身体里与哺乳关系最密切的有两种激素：催产素和泌乳素。简单地说，泌乳素主要负责制造乳汁，而催产素主要负责把制造出的乳汁从身体中运输出来。"吸不出"基本上可以认为是与催产素的作用相关，因为催产素作用没有得到充分发挥，以至于没办法把"把制造出的乳汁从身体中运输出来"的这件工作顺利完成。而催产素能不能发挥作用，与情绪有非常大的关系。如果妈妈压力大、情绪不能放松，催产素的作用必然受限。

有的计划背奶的职场妈妈想要练习吸奶，会选择在宝宝吃完母乳睡着之后，偷偷地开始练习吸奶。这是没有太多效果的。因为之前哺乳的时候宝宝用小嘴刺激出不少"奶阵"了，再想让催产素刺激出"奶阵"就比较困难。

吸不出乳汁怎么办?

新妈妈遇上这种状况，就好比生产好了货物亟待运输，可是必经之路交通堵塞，只能针对交通堵塞的原因进行疏导：缓解妈妈的压力，放松心情。任何能安抚情绪让妈妈平静下来，联想到自家宝宝的方法都能够增进催产素的作用。

即将上班背奶的妈妈，等到该给宝宝哺乳了，先别急着喂，试着练习刺激"奶阵"和使用吸奶器吸奶。

具体怎么做?

（1）让自己感到舒适温暖

很多妈妈都会反映寒冷会令身体肌肉紧张，影响乳汁排出。那么在使用吸奶器吸奶之前可以先用热水预热喇叭罩或者喝一些热饮，让身体暖和起来。

（2）通过按摩使身体放松

自己一个人的时候可以在吸奶前轻柔地按摩乳房；也可以身体前倾，让乳房顺应重力自然垂下的同时轻轻用手晃动乳房。如果有家人协助，可以向前趴在桌子或床沿，让乳房顺应重力自然垂下的同时由家人进行背部放松按摩。进行背部按摩时配上具有舒缓效果的精油会更好。

（3）改用手挤

有的妈妈就是不能适应吸奶器，那么可以考虑手挤奶的方法。熟练的手挤奶其实有可能比使用吸奶器更有效率而且舒适，也许还能排出吸奶器可能无法涉及到的部位的乳汁。

（4）听一些舒缓的音乐

这样的音乐能让你放松心情，身体也就能跟着放松下来。

（5）录下宝宝的声音或者视频，在使用吸奶器的时候播放

这样能够促进催产素分泌和发挥作用。如果不方便，那么回忆宝宝和你在一起的情形也好。

（6）转移注意力

千万别在使用吸奶器的时候一门心思就盯着吸奶器默念"多吸点，多吸点"，那样只会让你整个人紧张起来，起反效果。除此之外想任何东西都好，甚至什么也不想，就让脑子放空，神游天外也行。

（7）吃一些让人开心的食物

当其他方法可能都不奏效时，试试吃一些能让你高兴起来的食物，如香蕉、黑巧克力，有的妈妈相信这些食物让人愉快，那么不妨一试。

以上方法妈妈们可以挨个或者同时使用，比如配合轻音乐观看自家宝宝的视频，喝点热牛奶之后闻着有舒缓作用的精油进行手挤奶。总而言之，只要你高兴就好。

7. 科学使用吸奶器

吸奶器能吸出亲喂的母乳量吗？"母乳喂养大本营"曾经发起过一

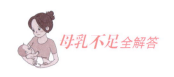

你认为，吸奶器吸出的奶量和真实奶量之间······　　　　366
母乳喂养大本营发起|单选|已结束|详情》　　　　　　参与人数

吸奶器吸的多

　　　　　　　　　　　　　　　　　　　　　　61(16.7%)

亲喂吃到的多

　　　　　　　　　　　　　　　　　　　　285（77.9%）

应该是一样多

　　　　　　　　　　　　　　　　　　　　20（5.5%）

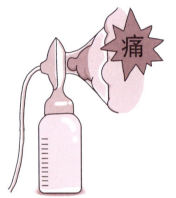

个线上投票，关于吸奶器的吸奶量和妈妈亲喂的奶量对比。

近八成妈妈的亲身经历是：吸奶器没有亲喂的奶量多。在日常生活中，吸奶器吸不出太多乳汁的原因有很多。

吸乳护罩不匹配或不会用

月子里的宝宝在出生半个月后，因为胀气而频繁哭闹，此时妈妈渡过生理性乳胀后，乳房逐渐变软了，于是妈妈误以为自己母乳不够了，开始尝试吸奶器。结果新妈妈买的吸奶器的喇叭口和自己乳头大小并不匹配，造成吸奶时对乳头有损伤，再加上第一次使用吸奶器，妈妈手法不熟练，只吸出来一点点乳汁，于是妈妈在喂完母乳后开始添加配方奶。为了追奶，妈妈继续吸奶，直到把乳头、乳晕吸肿，并造成严重的淤积，泌乳量也就下降了。

越着急，压力越大，越吸不出来

有的妈妈在即将背奶时，也曾经

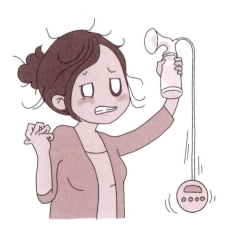

提前尝试使用吸奶器，看看自己究竟能吸多少，结果一天下来就只吸出20毫升。越着急，越想吸出来，却越吸不出来。如果此时家人不是鼓励新妈妈而是冷嘲热讽，她心理压力很大，吸奶变成了一件痛苦的事。正式开始背奶后她才发现，能否正确使用吸奶器、能否把握好吸奶的时机，以及心情好坏对吸奶量都有很大关系。而用手动吸奶器，也可以通过手的按压力度来控制、模仿宝宝的吮吸节奏和感觉，之后的背奶之路就很顺利了。

吸奶器吸力过大，反而吸不净

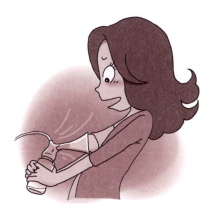

还有的背奶妈妈使用设计有缺陷的吸奶器，背奶后奶量会持续下降。同时妈妈的乳房会因为吸奶器吸力过大而受伤，乳晕有刺痛感。妈妈总感觉乳房沉甸甸的，亲喂后也不再松软，明明有奶却吸不出来，最后不得不添加配方奶。

乳头破损又错误吸奶，母乳少还淤积

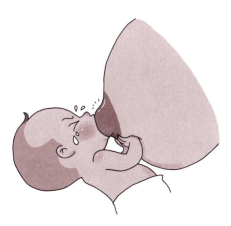

母婴分离的宝宝如早产宝宝，妈妈亲喂开始的时间比较晚，宝宝容易出现"乳头混淆"的情况。另外，宝宝含乳不当也会让妈妈乳头破损受伤，让妈妈疼痛不已。本想暂时借助吸奶器来提高泌乳量，还能减轻亲喂带来的乳头疼痛。结果没想到吸奶器喇叭口大小不合适，同时错误地大力吸奶，加重了乳头、乳晕的水肿，导致宝宝更加不容易含住乳头。水肿的乳头影响了乳汁排出，频繁刺激"奶阵"却不能顺利排出乳汁，乳汁淤积越来越严重。后来经过乳房护理，调整宝宝的含乳姿势，暂停使用吸奶器后，乳房终于得以恢复，配方奶也就逐渐减量了。

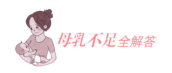
亲喂少、刺激少，吸奶肯定少

确实也有本身泌乳少所以吸奶量少的情况。有一位产后1个月左右的妈妈，因为哺乳时乳头疼，每天亲喂不过3次左右。产后几天还有涨奶，慢慢地乳房就没有涨奶了，每天都是软趴趴的。于是妈妈尝试用吸奶器吸奶追奶，但每次吸出的量特别少，只有20毫升左右。吸了1周左右，吸奶量基本无变化。哺乳指导服务时发现，这位新妈妈乳房根部摸上去硬硬的，已经出现大面积淤积了。吸奶器对乳房是有刺激的，可是它终究无法完全模拟宝宝吸吮乳房，无法把离乳头较远处的乳汁吸得彻底，尤其是新妈妈。所以，新妈妈用吸奶器追奶，对增加泌乳量并没有帮助，还会加重乳房堵奶的症状。

除此之外，很多妈妈也会遇到"宝宝吸得还不如吸奶器多"的情况。最常见的情况是宝宝没认真吃，比如在乳房上吃几分钟就睡着了，放下又醒，或者吃几分钟就开始拉扯乳头。吃完后妈妈乳房感觉还是胀的，并没有明显变软，这时妈妈再用吸奶器吸，还能吸出很多乳汁。这让妈妈误以为吸奶器比宝宝给力。实际上是如果把握好哺乳时机，宝宝认真吃了，肯定比吸奶器更给力。

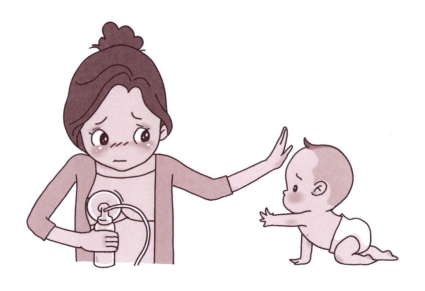

　　有的妈妈泌乳量特别多，吸出的量就会多；有的妈妈不仅泌乳量多，乳腺也比较通畅，吸出量也不会少；也有的妈妈经常在哺乳后用吸奶器排空，和吸奶器配合得很好吸奶很顺利；还有的妈妈天生乳房生理结构就特别适合用吸奶器，这些妈妈的吸奶量确实很大，有的在正常哺乳后，一天还能吸出上千毫升的量。别羡慕，其实这样的过度泌乳，对妈妈来说也是很大的负担。

　　使用吸奶器并不是想象的那么简单，吸奶器是模拟宝宝吸吮妈妈乳房，它不像用吸管吸可乐只要用力就好，也无法像吸管那样能彻底吸干净，使用吸奶器需要一定技巧和熟练度。所以，妈妈的吸奶量不高，未必就是泌乳少，更有可能的原因还有这些：

- 喇叭口大小跟妈妈乳房大小不匹配。
- 新妈妈对吸奶器使用方法不熟悉。
- 妈妈没有学会有效地刺激"奶阵"。
- 妈妈心理压力大、情绪差。
- 妈妈没有在合适的时机吸奶。

　　……

　　不管是为了什么原因，有过什么样的吸奶器手动吸奶经历，一旦妈妈的乳房受伤，泌乳量必然就会下降。很多妈妈不了解真实原因，忍痛也要努力尝试吸得再久一点，次数再多一点，吸力再大一些，给自己猛灌荤汤！结果配方奶越加越多，吸奶量越来越少，泌乳也越来越少了。

第3章

看似母乳不足
的假象

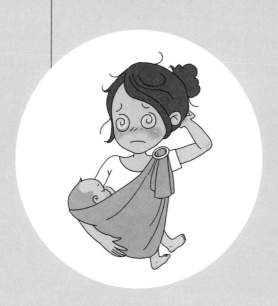

不知道是不是因为"吃"是日常生活中人们最关心，同时也与其他事物关联最多的一件事，但凡家中宝宝有点"风吹草动"，原因总是容易被归咎于"没吃好"。这其中有很多种宝宝的表现被认为是"没吃饱"，妈妈因此承受着"母乳不足"的压力。真的是"母乳不足"惹的祸吗？本章将为您分析一些似是而非的"母乳不足"。

1. 判断母乳不足的误区

有一些妈妈明明母乳已经下来了，为什么还总担心宝宝吃不饱，到处搜罗追奶高招呢？那是因为她们自己或者周围的人常常用下面这些有误区的"标准"来判断母乳不足。

仅仅只看哺乳次数

出生1～2个月的宝宝每天哺喂6～12次，3个月的宝宝每天哺喂6～8次。如果新妈妈每天哺喂少于或多于这些次数，则可能是母乳不足。——错！

事实：按需哺乳。哺乳次数应该是妈妈和宝宝共同决定的，宝宝想吃的时候，妈妈想喂的时候，都可以喂。新生儿一天吃12次以上的情况很多，3个月的宝宝有的吃奶效率高，所以吃奶次数少，有的因为"嘴巴馋"，一天吃6～8次也许还不够。

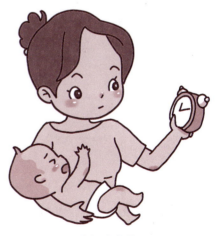

按时哺乳

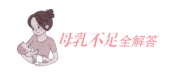

仅仅只看宝宝大便次数

如果宝宝没有每天排便，或者大便颜色偏绿，就是母乳不足。——错!

事实：吃母乳的宝宝大便什么频率、什么性状、什么颜色都有，不能单纯用大便次数作为衡量母乳量的参考。很多宝宝会出现"攒肚子"的现象，好几天才大便一次，也有很多宝宝每天稀便，但这两类宝宝都可以正常生长发育。

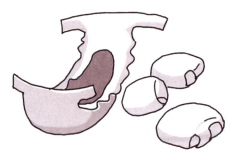
大便次数

仅仅只看宝宝体重

宝宝体重在平均线以下，或者被妈妈认为"不达标"，每天增长不到标准克数，就是母乳不足。——错!

事实：有差不多一半宝宝的体重在平均线以下。平均线不是"正常范围下限"，并不意味着"不达标"。

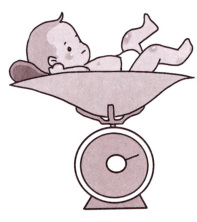
宝宝体重

根据美国著名儿科医生西尔斯研究团队的资料，体重的增长是有规律的，可以作为婴儿是否吃饱的参考，但不能作为母乳是否足够的判断标准。因为不同体型、不同遗传因素、不同脾气的婴儿，体重增长规律都不同。比如，瘦长的宝宝倾向于先长个子，因此最初几个月体重增加比较少；性格平和不常哭泣的宝宝，能量消耗少，最初几个月体重增长快；高需求宝宝情绪激烈，能量消

更多与母乳摄入不足相关的内容可以扫描二维码进一步了解。

耗多，体重相对偏低。而且，第1个月内，体重平均每周增长112～200克，6个月内，每月平均增长500～1 000克（折合每周116～233克，但已经不适合按周称量体重了），6～12个月，每月平均增长500克。

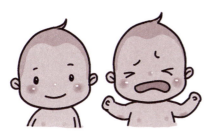

宝宝表情

仅仅只凭宝宝的表情判断

吃饱母乳的婴儿眼睛明亮，反应灵敏，皮肤弹性好；反之，如果妈妈母乳不足，宝宝则无以上神情表现且烦躁不安，爱哭等。——错！

事实：婴儿烦躁不安，爱哭的原因很多很多。没睡好、没玩够、生活习惯突然打破、不舒服，都有可能让宝宝烦躁哭泣，无论吃没吃饱。如果喂养过度，宝宝还会因为肚子不舒服而哭泣，甚至配方奶喂养的宝宝也一样。总的来说，在父母能比较容易地搞清楚宝宝各种表现到底是什么意思之前，小宝宝会经常看起来"不大满意"。

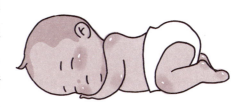

睡眠判断

仅仅只靠睡眠判断

婴儿吃饱母乳能连续睡3小时，睡着了能自觉吐出乳头；反之，如果妈妈母乳不足就不能。——错！

事实：其实吃饱了但仍然睡不好的婴儿更多。要想宝宝睡得好，首先要让宝宝睡得舒适，感觉到安全。如果说吃饱了就一定睡得好，会有无数母乳足够或配方奶喂养的妈妈举手反对。

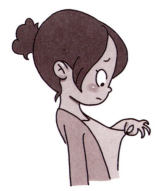

依靠涨奶

靠妈妈感觉涨奶不涨奶来判断

新妈妈哺乳几个月之后，不怎么涨奶了，以前两三个小时不喂奶，乳房就胀得硬硬的，现在

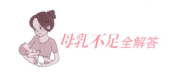

四五个小时不喂也不怎么胀了。母乳少了，宝宝一定吃不饱了。——错！

事实：这其实是供需平衡了，也就是说，宝宝不吃奶的时候妈妈不怎么泌乳，宝宝一吃妈妈开始泌乳。宝宝刚出生的头几个月乳房经常胀，这是比较普遍的现象，因为乳房还没有"学会"按照宝宝的需求来泌乳。经过几个月的母子磨合，乳房渐渐进入最佳状态，懂得"聪明泌乳"了。其实现吃现产才是最舒服、最方便的泌乳状态，涨奶反而只是暂时的阶段而已。

对照上面这些"标准"，被质疑母乳不足的你，是不是其实也是"被冤枉"的呢？

2. 弄不明白的"黄昏闹"

很多新手妈妈都发现，宝宝经常一到傍晚或者晚上，就哭闹不停，哄不好，哺乳也不管用。于是新妈妈就认为是自己泌乳量不够，每天到这时候就没剩下什么了，宝宝不满意，所以才哭闹。

其实真不是这样。从英国国家医疗服务体系（NHS）等权威机构获取的资料来看，每5个宝宝中就有1个会有类似表现，而这些宝宝在其他方面

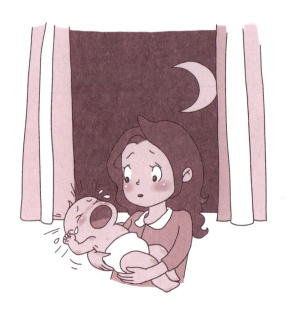

都是非常健康的。这样频繁且剧烈的哭闹通常从宝宝几个星期大的时候开始出现，大约在第6周时达到顶峰，然后慢慢减少，三四个月时一般就会消失。有的宝宝会拖得久一点，最迟到6个月时也会"不药而愈"。由于哭闹通常很有规律地在傍晚或晚上的时候发作，所以被形象地称作"黄昏闹"。

怎么确定宝宝是不是"黄昏闹"呢？一般"黄昏闹"的宝宝有下面几个特点：

- 剧烈哭闹，与饥饿时哼哼唧唧的哭闹声截然不同。
- 哭闹一般发生在傍晚或者夜晚，持续几个小时。
- 哭闹时通常脸会憋得通红，四肢紧缩、握着拳、弓着背。

根据资料显示，导致"黄昏闹"的原因并不明确，虽然会让宝宝显得备受折磨，然而其他方面都健康，找不到什么异常，且不会影响宝宝的发育。即使宝宝每天都闹上这么一场，哭得撕心裂肺，宝宝生长发育正常，并没有被耽误。

就算是这样，爸爸妈妈们也很难看着自己的心肝宝贝受折磨而不采取行动，总得想点法子来让宝宝好受一点。

曾经被推荐用于缓解"黄昏闹"的西甲硅油和乳糖酶，被研究人员

应对"黄昏闹"的推荐做法

◎ 母乳喂养

这是绝对安全并且通常能够带来一定效果的方法。其中的关键，就是"按需喂养"。准确抓住喂养的时机，让宝宝在该吃的时候吃好，吃饱以后能够舒适地睡好，养足精神就可以有足够的体力玩好；玩得充分消耗了能量，又会促进宝宝的食欲，吃得更好，形成一个良性循环，宝宝不良情绪积累少，发生"黄昏闹"的概率也会相应减少。

此外，还有不少哺乳时可以用到的技巧，能够改善哺乳时宝宝的舒适程度。比如在哺乳时确保宝宝含乳姿势正确；先让宝宝在一侧乳房吃足够长的时间，防止前后奶摄入不均衡；妈妈采用半躺式哺乳，

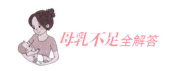
防止乳汁流速太快呛到宝宝······

◎ 低敏饮食

　　这个方法同样安全，但是有效性不太确定。一些妈妈觉得宝宝"黄昏闹"与过敏有关，所以会避免食用乳制品、小麦、蛋和坚果。国外有实验结果显示，低敏饮食可能能有效降低宝宝"黄昏闹"，但是实验设计不够严谨，导致有效程度不能确定。如果妈妈们想尝试所有可能的方法，也是可以试试的。

◎ 拥抱安抚

　　当宝宝哭闹的时候，爸爸妈妈会尝试把宝宝抱起来安抚。飞机抱、橄榄球抱等经常被用于安抚宝宝的抱姿都被研究过，不过研究人员认为没有证据表明它们能减轻痛苦，但是多多少少能够安抚受到折磨的宝宝，也能让爸爸妈妈自身得到慰藉。

认为并无确切证据证明有效。不过它们通常对宝宝无害，如果爸爸妈妈们想尝试，最好在医生指导下进行。

3. 产后7天母乳量少

　　初乳的重要性已被众多妈妈理解，即使如此，孕妈妈在临产前还是会关注"哪个奶粉品牌好？"。虽然大家都知道初乳好，可又担心刚生完宝宝自己乳汁分泌少，会让宝宝挨饿。实际上，产后7天母乳少，那是正常的！

初乳真的很少，就这么点儿量

　　研究显示，宝宝出生第1天，初乳的平均分泌量是37.1毫升，在所有

更多与瓶喂相关的内容可以扫描二维码进一步了解。

的研究对象样本中，分泌量最少的是7毫升，最多的也只有122毫升。假设一天哺乳8～12次，每次的泌乳量为3.1～4.6毫升。

宝宝出生第3天，初乳的平均分泌量迅速增长，平均值为408毫升，波动范围在98.3～775毫升。假设一天哺乳8～12次，每次的泌乳量为34～51毫升。

宝宝出生第5天，初乳向成熟乳过渡，平均分泌量为705毫升，波动范围在425.5～876毫升。假设一天哺乳8～12次，每次的泌乳量为59～88毫升[1]。实际情况会存在个体差异，但差异不会太离谱。

宝宝胃也只有这么点容量

很多父母以为宝宝的胃很大。

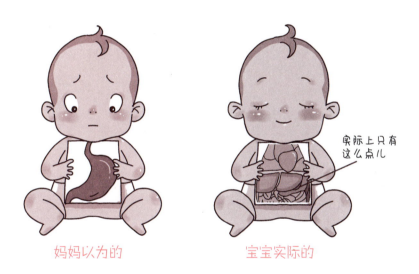

妈妈以为的　　　　　宝宝实际的

找到了吗？那犹如一弯新月的就是新生儿的胃，实际上新生宝宝的胃每天都会逐渐变大。

第3天宝宝可以吃60毫升？不是的。3～6天的新生儿胃容量在30～60毫升，意思是，从第3天到第6天胃容量从30毫升左右逐步增长到60毫升左右。

---

[1] 以上数据来自《泌乳顾问核心课程》（第三版）。——编者注

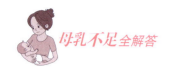

出生后	1~2天	3~6天	7天~6个月	6个月~1年	成人
胃容量	豌豆 7~13 ml	葡萄 30~60 ml	草莓 60~90 ml	西柚 90~480 ml	小号白兰瓜 950 ml

    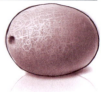

　　第3天宝宝每顿都要吃30毫升？不是的。30毫升是十分饱的奶量，但并不会每一顿都需要吃到十分饱。美国儿科学会建议，出生1个月内，单次喂奶量不应超过胃部生理容积。这就类似一辆汽车时速最高可以达到200码，但爱惜车子的人不会一直都开这么快的速度，以免损伤汽车。

　　第1天泌乳量似乎小于胃容量？别忘记此时宝宝胃部尚有一些羊水残余，还有神奇的"棕色脂肪"，为宝宝提供各种健康保障。

泌乳量与胃容量：绝配！

　　两组数据一比较，妈妈们是不是发现，原来这两个数据趋势如此一致！那么新手妈妈们下面这些问题就非常容易解答了——

为什么产后两三天感觉不到有乳汁？

　　有这种疑问的妈妈大多都是新手妈妈，不管是采用手挤，还是吸奶器挤奶，都不太可能在泌乳本就少的产后头几天，第一次手挤或用吸奶器就能非常熟练地排出大量乳汁，尤其是生理性乳胀之前，更是非常少有。宝宝天生强大的，与妈妈乳房绝配的口腔结构，让新生宝宝有能力吸出足够的乳汁来。大自然的安排很神奇吧！

更多与"棕色脂肪"相关的内容可以
扫描二维码进一步了解。

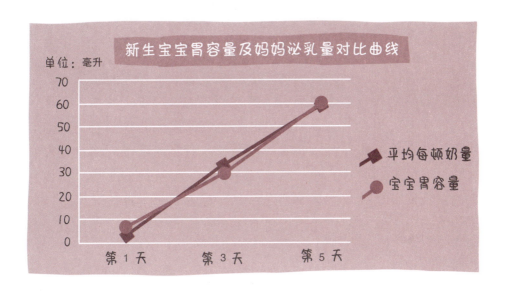

新生宝宝胃容量及妈妈泌乳量对比曲线

单位：毫升

平均每顿奶量
宝宝胃容量

第1天　　第3天　　第5天

为什么宝宝吃得比胃容量多？

胃壁有伸缩性。人吃下食物后，食物会通过食道进入胃，胃壁有伸缩性，体积开始慢慢变大，胃壁渐渐变薄，因此胃空着的时候和装满食物的时候大小不一样。这就是为什么，我们有时候吃一碗米饭加一碗汤可能已经觉得饱了，但是到了自助餐厅我们却能发挥出双倍，甚至更多倍的"战斗力"！但顿顿这么吃，我们的胃肯定也受不了。

既然母乳足够，体重为何会下降？

这是正常的生理性减重现象。新生儿通常会因为排出胎便及体内多余水分，导致出生后体重下降大约7%。通常在2周内宝宝会恢复到出生体重。所以，新妈妈切勿用"我看到或感觉到了多少乳汁"来判断母乳是否足够。

产后几天，乳汁越多越好吗？

乳汁超级多自然会让新妈妈觉得安心，但太多乳汁也不是绝对的好事，至少妈妈在遭遇第3～4天的生理性乳胀时，会因为乳房水肿和乳汁过多而更加难熬。如果你使用奶瓶喂养，同样也需要注意按需喂养，而并非"越多越好，直到喂不进去为止"。

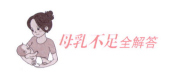

不是干等，乳汁就会够

产后1周乳汁并非要"如波涛汹涌般地下来"才行。那么，是不是产后妈妈什么都不用做，只要安心等着就高枕无忧了？不能干等！虽然无法改变宝宝胃容量，但泌乳量的多少会受到新妈妈哺乳方式影响。除了偶发的一些不可抗因素干扰，如果没有尽早让宝宝吸吮、宝宝含乳姿势不对、吸吮频率不够、吸吮时间不够、妈妈过于急迫地向宝宝嘴里塞乳头、着急添加配方奶等液体摄入的干预都可能造成宝宝吃不好、吃不到乳汁，从而影响新妈妈后续泌乳量的提升。

怎么才能让产后泌乳量足够？

◎ 新生儿出生后1小时内开始哺乳，早接触、早吸吮、早开奶，按需哺乳。

◎ 每天保持8～12次，甚至更高的哺乳频率，确保姿势正确。

4. 宝宝爱拉扯乳头

"宝宝吃奶的时候老是拉扯我的乳头，很不高兴的样子。隔一会儿又要吃。他是不是嫌我母乳太少？"

观察这对母子的喂奶过程，一开始宝宝吃得还好，吃着吃着就开始

更多与新生儿喂养相关的内容可以扫描二维码进一步了解。

拉扯妈妈的乳头哭闹，缓过来不哭了又要吃。在宝宝这一系列表现的同时，妈妈手忙脚乱地安抚，却没注意到自己的乳汁正在一个劲儿地往外冒。宝宝出现这种表现的真实原因是：妈妈乳汁又多又急，呛到他了，压根不是乳汁太少。当宝宝不饿的时候，他的吸吮并不伴随大口吞咽，而是小口小口，甚至有一口没一口，只求妈妈的安抚。

一旦宝宝不慎触发妈妈的"奶阵"，便会被灌得满口都是母乳。对于一两个月，尤其是月子里还不太会主动避开乳头的新生儿来说，他们的想法是："我不想吃啊，你干嘛非要往我嘴里灌！"于是宝宝生气了！可是生气归生气，还是需要妈妈的安抚，所以生气之后又闹着要吸妈妈乳头："妈妈，喂奶安抚啊！"也有的宝宝在

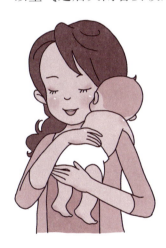

这种情况下，不是扯乳头，而是"打挺"不吃，如果此时妈妈真不给吃了，小东西又不愿意了！这让新妈妈很崩溃！

宝宝拉扯乳头未必完全就是因为上面的原因，但宝宝一定是在表达："我生气了！"在这种情况下，妈妈不要着急可以先抱起宝宝拍拍嗝，安抚宝宝；也可以在结束哺乳后，带宝宝做点其他有趣的事情。这样，母子二人都会比继续哺乳更轻松、愉快。

5. 宝宝不会主动吐出乳头

"宝宝不管吃多久都不会吐出乳头，是不是因为我的奶太少，他没吃饱才不松口？"

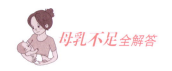
宝宝不主动吐出乳头是不是因为妈妈母乳不足呢？"母乳喂养大本营"论坛上有4 000多位哺乳妈妈参加了这个主题讨论。

宝宝不主动吐出乳头因为妈妈母乳不足吗？	4 974 参与人数
宝宝吃完奶后会吐出乳头	28%
宝宝总是含着乳头不松口	27%
情况一半一半	45%

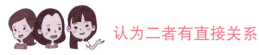

认为二者有直接关系

"宝宝只有晚上吃奶吐乳头，白天不会，白天都是含着睡觉，我一直怀疑白天的泌乳量够不够宝宝吃。"

"宝宝吃着吃着就睡着了，然后就一直含着。有时候清醒也一直含着，我觉得可能是吃不饱吧。"

"母乳充足的时候宝宝吃饱会吐出乳头，有时候母乳太"急"也会吐出来，一会儿给他才又吃。"

"宝宝晚上吃奶会自己吐出，并且还会微微一笑，很满足的样子。"

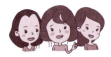

认为二者无直接关系

"基本不会主动吐出乳头！前期泌乳过度，宝宝嘴一动就会流出好多奶，特别是晚上非要奶睡，被迫多吃很多，撑到甩掉乳头，又重新再找着叼上，好痛苦的感觉。"

"宝宝对乳头比较依恋，即使睡着了一般都不松口，每次都被我拔出来。"

"不知道啊,磨得好疼啊!也许是宝宝寻求安全感吧,如果我由着他会吃到吐出乳头。"

"厌奶的时候吐乳头可勤快了。"

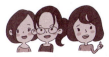 ## 认为二者有可能有联系

"宝宝都一阵一阵的,3个月前根本不吐的,睡着了才拽出来,3个月后会侧睡了就是自己吃着吃着,吐出来,屁股对着我呼呼大睡去了(那会儿竟然有失落感)。可是从8个月开始,又不肯吐出来了,又长了3颗牙齿,每次睡着都要用手指伸到嘴巴里,偶尔不成功就会被他用牙齿刮着拽出来,都是泪啊。不过还是享受哺乳时光,想喝多久喝多久吧!"

"宝宝现在4个半月了,前2个月时好像不是很知道吐乳头出来,太小了力量有限。三四个月清醒的时候就会吐出来了,吃"迷糊奶"时基本都还是含住,我感觉差不多了就给拔了。从4个月后吃"迷糊奶"时会突然间甩脑袋甩掉乳头,我的小可爱又调皮了!"

"我宝宝有时候吐出来,有时候不会,我觉得主要是她的安全感和情绪影响的。心情好时吃饱了就把乳头抵出来,心情不好,感觉不安时就想含着。"

从上面这些妈妈的讨论不难发现:

- 不主动吐乳头不排除是宝宝还没吃饱,但是并不都是没吃饱,有可能是宝宝在安全感、情绪方面受影响,也有的宝宝只是需要妈妈的乳头帮助入睡。
- 宝宝在不同月龄的表现有可能前后不一致,越小的宝宝越有可能不主动吐出乳头。

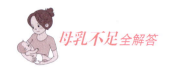

 家里有2个或更多宝宝的妈妈们又有什么新发现

本次投票中有700名参与者家中不只1个宝宝，其中182名参与者认为宝宝们的表现基本一样；518名参与者认为宝宝们的表现并不一样。

"老大从来没松过口。现在回想起来，每天都有好多沉甸甸的尿不湿，明明是吃饱了，但是当时就认为他没吃饱。老二是吸够了就会松嘴。两个宝宝个性差异大，确实和奶够不够没关系。"

"大宝、二宝都不会主动吐出乳头，不过大宝更恋奶，只要吃上就不松口，睡着以后依然要嘬很久，可能是男孩的原因；二宝是女孩对乳头就没有哥哥那么'热爱'，满月后就总是吃吃玩玩，吃一阵就开始吃吃吐吐，也没有哥哥吃得多！"

"我家双胞胎，头几个月吃奶都不会主动吐，睡了才能抽出来。后来老大吃完奶就玩去了，老二还要再吃好久，不把乳头从她嘴里拿出来她绝不主动吐出来。后来老大吃完玩去了，老二还要去老大那边再收个尾，收完再回到自己这边结束一下。再后来老大都鄙视老二这么吃奶，老二还乐此不疲。最后老大宣布不吃了，老二还接着吃，直到自己也默默地不吃了，都没说过'不吃了'三个字。"

"我家龙凤胎宝宝一直母乳喂养。小的时候几乎'挂'在身上，这个吃了那个吃！后来学会一起喂，才轻松一些。姐弟俩都相当缠妈妈，最喜欢妈妈的奶。想让他们主动松开乳头？哼！别想！"

这样看来，即使是由同一个妈妈哺乳，甚至就是同一胎里出生的双胞胎宝宝，都可能因为个性差异而表现出或多或少的不同。所以，妈妈千万不要因为宝宝不主动吐乳头，就认为是自己奶不够。一直给自己这样的消极暗示，让自己情绪低落，真的有可能让泌乳素"罢工"，从而影响到泌乳量。

6. 宝宝吃完奶，嘴还是会动

你家宝宝有没有吃到睡着还时不时地不自觉地吸两口？看到这样的动作会让你有怎样的联想？不少妈妈认为这是"宝宝还想吃、宝宝没吃够"的表现。这些妈妈大约是经历了这样的心路历程：

"当我有很多奶的时候，宝宝就会大口大口地吞咽；当我没有多少奶的时候，宝宝不舍得松开嘴巴，依然会轻轻地吸啊吸，一直吸到奶又来了！一旦奶来了便又会大口的吞咽。宝宝不是在吃奶，就是在等着吃奶，宝宝看上去并没有彻底满足的样子，总是吃不饱，所以才会一直吸，一直等着奶再来一些！

有时我也会在宝宝这样嘴巴轻轻动的时候，小心地将乳头拿出来，这时就会发现宝宝的嘴巴在没有含着乳头的时候，仍然保持着轻轻吸吮的姿势。这就是没吃够啊！所以我的奶太少了！"

很多新妈妈面对宝宝这样的情况时，就容易被自己所猜测的"奶不够"结论打倒了：宝宝已经饿得可怜，只能靠干吸自己的嘴巴来假装自己还在吃奶了！真的是这样的吗？你以为他在吃，实际上他只是吸，有没有乳头在嘴里他都在吸。

1～2个月的宝宝通常都会有这种表现（有的宝宝不仅仅在小月龄时会有这样的表现），很多时候新妈妈看到宝宝的小嘴动啊动，会以为宝宝还想要吃奶，所以会把乳头塞回去继续喂。但其实不是的，宝宝已经睡

扫描二维码，观看相关视频

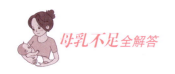

着了，宝宝嘴巴只是下意识地动，并不是有意识地吃奶。

这个动作有时会给妈妈再刺激出一个"奶阵"，奶灌进嘴里，宝宝感觉奶突然来了，便会本能地往下吞咽。因为吞咽，宝宝可能会清醒，意识到自己在吃奶，于是也就配合着吃奶了。

现在，妈妈们还觉得是自己的奶不够吗？知道这是宝宝正在安睡，你是不是也会停止不安，感觉自己的心都要被甜化了。

7. 乳房软、不涨奶

在宝宝三四个月时，很多妈妈觉得自己的乳房突然不再像过去那样容易涨奶了，有的甚至从月子里就开始出现不涨奶的表现，这让很多妈妈非常迷茫。

这并不代表你的泌乳量减少了。

不涨奶很可能是乳房泌乳和宝宝的需求达到"平衡"了

供需平衡是什么？之所以涨奶，是因为乳房泌乳后乳汁没有马上移出，于是储存在乳房里。经过一段时间的磨合，乳房逐渐和宝宝达到默契，摸索到让妈妈和宝宝都舒适的泌乳节奏。于是，宝宝什么时候需要吃奶，需要多少奶，妈妈就什么时候泌乳，分泌适量的乳汁，乳房不再盲目涨奶。妈妈的感觉就是：不哺乳的时候也不怎么涨奶。有的乳房特"理性"，月子里就不随便涨奶了，也有的乳房特"勤勉"，一直保持亢奋的泌乳状态，宝宝1岁了才不再频繁涨奶。这就是供需平衡了。

供需平衡，究竟是一种怎样的感觉？让妈妈们用亲身体验来告诉你——

供需平衡是哺乳的最佳状态，平衡后的妈妈就有了更多时间去做自己的事，而不必受涨奶的影响了，比如跟闺蜜出门逛个街，舒服地做个头发和SPA。

上一页 1 2 下一页

发帖 回复

查看：18346

供需平衡，究竟是一种怎样的感觉？

我是产后十多天就不胀了，现在宝宝刚满月，我一直坚信自己奶是足够的，不够的话勤喂也会多起来。

回复

3岁了还在母乳中，大概1岁左右不胀的，现在他只要吃还会感觉有奶下来，有时候问他还有奶吃吗？他就吸几口，张嘴给我看，一嘴的奶。

回复

目前才四十多天，已经没那么胀了。女儿晚上已经只需要吃一顿，神奇的是作为产奶大户——右边乳房整晚不吃都不胀，难道她知道左奶值夜班就够了？幸亏是养二宝有经验了，要不肯定恐慌！

回复

总是胀就容易堵，一堵就容易患乳腺炎，之后自动调节到少奶模式，不够时勤吃一天后又切换到奶多模式，喜欢吃辅食后又到少奶模式，进入恋奶阶段时又到奶多模式，宝宝贪玩忘记吃奶又到少奶模式。乳房真是一个听话懂事的好宝宝！

回复

没有奶的感觉

回复

1岁以内基本没体会过，超过4小时肯定胀，乳房小容量小，随便产点就有感觉。

回复

63

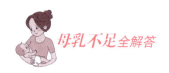
不涨奶也可以够吃

"就和老人一样，家有余粮心不慌"，不涨奶就心虚的妈妈如是说。

长时间涨奶的是少数，基本不涨奶才是哺乳期妈妈的常态。不涨奶也可以喂到自然离乳，因为涨不涨奶跟宝宝能不能吃饱并没什么关系。妈妈供需平衡之后乳房便会"软软的"，如果碰到宝宝生长发育迅速或者宝宝吸吮变得频繁了，也可能再次出现涨奶现象，但是只要几天时间，泌乳量上来之后，又会重新达到平衡，于是乳房重新回到"软软的"状态。

宝宝有没有吃饱，客观数据才可信

"我觉得""我猜"这些主观判断往往容易迷惑妈妈，摧毁妈妈的自信心。如果你是心虚的妈妈，与其对涨不涨奶坐立不安，不如抓紧学习怎么理性科学地判断宝宝摄入究竟充足与否吧，用大小便、体重等客观的数据来告诉自己。

不涨奶的妈妈一样背奶

背奶只是代替宝宝移出乳汁

要上班的妈妈害怕不涨奶，多半是因为妈妈错误地认为"背奶是把奶挤出来，存起来给宝宝吃，如果不涨奶，奶只是刚好够宝宝吃，宝宝

更多与涨奶相关的内容可以扫描二维码进一步了解。

吃完就没有'余粮'了"。事实上，无论什么方式的挤奶只是妈妈模拟宝宝吃奶，吸出本该宝宝吃的奶，并不需要额外泌乳，所以完全不必因为不涨奶而担心无法背奶。

不涨奶，会吸奶挤奶就能背奶

第1天，妈妈上班去了。宝宝在某个时段该吃奶了，这时身在单位的妈妈即便没有涨奶（也有很多妈妈到点就胀了），也完全可以通过正确的手挤奶或正确使用吸奶器，移出足够多的乳汁，然后把奶存好带回家。

第2天，宝宝该吃奶的时候，就吃昨天妈妈带回家的存奶，身在单位的妈妈继续为宝宝存下明天的奶。如此循环。

所以上班前通过额外的刺激备好第1天的量即可。学会刺激"奶阵"，不管是吸奶器还是手挤奶，妈妈最好都要学会刺激"奶阵"。

有的妈妈不是不涨奶，而是从没停止涨奶！

在哺乳咨询案例中就有过这种情况，妈妈一直觉得自己不涨奶，没奶。经过哺乳指导触诊后才发现：哪里是不涨奶，分明是一直持续涨奶的状态！原来妈妈在产后乳房因为各种原因乳汁一直没被吃干净，一直处于肿肿的、胀胀的状态，以致于妈妈无法体会到从松软到涨奶的感受差异，于是误以为自己"从不涨奶"。

如果妈妈只有乳晕周围在哺乳前后有差别，相对软一点，而乳房中部到根部在哺乳前后感觉没变化，很可能就是这种"从没停止涨奶"的情况了。

更多与刺激"奶阵"相关的内容可以扫描二维码进一步了解。

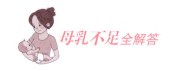

8. 宝宝一直吃吃睡睡

"宝宝11天，每次哺乳几分钟，宝宝就睡着不再吸了，稍微一有动静宝宝就醒了，然后又喂……反反复复，一天要喂20多次。而且，采用纯母乳喂养后，宝宝睡不熟，易惊醒，睡眠时间少了很多，特别爱哭闹……请问这是宝宝没吃饱的表现吗？是不是该继续混合喂养？"

很多妈妈烦恼，月子里的宝宝没吃几口就睡着了，没睡一会儿又要吃。睡不好，吃不好，爱哭闹，这种现象在新生儿中是非常普遍的。这样的恶性循环该怎么破解？

把他"弄醒吃"不是你想就能做到的

很多妈妈为了让宝宝不耽误吃奶，会用弹脚心、捏耳垂的方法将睡梦中的婴儿弄醒。用这些处理方式来督促那些"贪睡的宝宝"以保证母乳正常摄入，妈妈们实际操作下来管用吗？

"宝宝刚开始吃奶不熟练吃不到10分钟我会这么做，但说实话效果一般，弹醒了哭嚷两下就吸吮两口或者不肯吸吮继续睡了。这样喂奶太为难自己，也容易造成'零食奶'，感觉宝宝是在用奶安抚入睡和接觉。"

"月子里为了让她保持清醒喝奶我连弹脚底板的方法都用上了，我手都弹痛了她都不怎么醒……"

"根本无效！"

竟然没人说"好用的"！看来弹脚心唤醒宝宝吃奶，效果并不好。可是，为何一定要叫醒宝宝呢？睡眠对宝宝也很重要啊！那该怎样平衡"吃"和"睡"呢？

睡眠中也会出现饥饿"信号"

新生儿并不是只有醒来才能吃奶，饥饿"信号"在睡眠中同样可能出现。当看到睡着的宝宝发出"信号"时，妈妈不需要唤醒宝宝就可以直接哺乳，宝宝是可以正常吸吮的。

睡不好的宝宝也吃不好

从新生儿角度考虑，宝宝因为精力有限，很容易累，吃饱睡足了也顶多保持半小时左右的清醒状态，而大部分新手妈妈并不善于观察宝宝发出的饥饿"信号"，就可能让宝宝想吃的时候吃不到，要靠哭闹引起妈妈的注意。哭闹消耗体力过多，就容易让宝宝吃奶的时候没力气吃，睡的时候又因为没吃好而睡不长、睡不实。

如果非要把宝宝弄醒，宝宝可能会被激怒，十分烦躁，即便为了安抚而勉强吃两口奶，也不会耐心认真地好好吃，或者直接崩溃地哭闹一阵，最终还要继续睡！

逆着宝宝的需求做，并不会出现你以为的"吃了好多睡了好久"，而是会有一些你意想不到的严重后果：

- 宝宝吃睡都不好。宝宝又累又饿又烦躁，全天都难受，没精神头，根本没法好好吃。
- 妈妈堵奶的风险增加。产后妈妈乳房本就极为敏感，被频繁地刺激出许多"奶阵"后，却无法被宝宝认真吃掉，出现很多淤积，增加

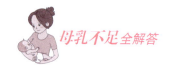

堵奶风险。

- 宝宝身体长不好。宝宝摄入有限，而体力都消耗在"身体累+哭闹+急着找安抚"上，新生宝宝的身体能发育好吗？

宝宝在特别困倦时，可能出现即使被唤醒，也没法如你所愿地"好好吃奶"的情况。可能吃两口又困得睡着了。在这种情况下，选择了睡觉，用行动表达了他此刻最大的需求：我想睡觉！

你是无法让一个累极了的新生宝宝耐住困倦大口卖力地吃奶！

当宝宝连续睡眠3小时以上，可以温柔唤醒

◎ 如果错过睡眠中的"信号"，饥饿可能会造成宝宝低血糖，没法让自己醒过来，但不适宜采用弹脚心、捏耳垂等方式唤醒，而是需要温柔地唤醒，不把宝宝惹恼。

◎ 如果是足月出生、体重正常的宝宝，从大小便看摄入充足，没有什么健康问题，并且睡着的这几小时中也确实没出现过饥饿"信号"，那就没有必要去唤醒，而且唤醒宝宝他也未必就好好吃。

那么，是不是就应该什么也不做，让宝宝睡上一会儿，然后吃一小会儿，这样循环下去？其实还是有办法能够让宝宝睡得更好，从而吃得更好的！

睡得舒服，才可能吃得好

睡眠充足的新生宝宝醒来时表情是轻松的、愉悦的，很少哭闹，还会对大人的逗引有一些反应，甚至会主动关注一些事物。

更多与唤醒宝宝吃奶相关的内容可以扫描二维码进一步了解。

如果宝宝睡一会儿就醒了，尤其醒后吃一会儿又睡了，这说明宝宝没有睡好，有可能是睡得不舒服。怎么让宝宝睡舒服？

刚闭眼就放下，八成会醒

"明明闭眼了，可我一放到小床上他就醒，是没吃饱吧？"其实这是妈妈放早了，宝宝没睡"熟"容易醒。月子里的宝宝大约要睡着25分钟后才会进入更深的"安静睡眠"阶段，在此之前是比较容易惊醒的。"安静睡眠"阶段的特点是速度慢且有节奏的呼吸，没有动作，也没有眼睑颤动。这时的宝宝相对前25分钟，更容易被放下了，此时是放下的好时机。

放下也是技术活，放不好等于吵醒宝宝

放下睡着的宝宝，这绝对是技术活，放不好就等于吵醒宝宝。如果没有掌握好放下的技巧，也会出现一放就醒，或者放下一会儿就醒的情况，反而打扰了宝宝的睡眠。

习惯和发育你选哪个？抱睡并不可怕

能让宝宝在小床上睡固然是好，可有的宝宝实在是不容易放下，或放下后很快又醒了，家人也可以干脆抱睡。

很多妈妈认为抱睡是坏习惯，"现在抱习惯了以后就要累死了"！但重要的不是以后会不会累死，而是现在大人已经要累死，还直接影响宝宝生长发育了。等宝宝稍大一些吃睡更省心了，瞅准时机，完全可以纠正抱睡的习惯。习惯和生长发育，此刻你优先考虑哪个呢？

即便是抱睡也要讲究妈妈、宝宝都舒服。在大人胳膊下面最好垫足支撑物，避免大人"抱断了胳膊"，注意支撑好宝宝的脖颈和屁股位置。

更多与哄睡相关的内容可以扫描二维码进一步了解。

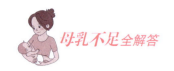

安全的趴睡，也能暂时缓解

暂时过渡的、安全的趴睡，也可以解救崩溃的一家人。

躺喂后陪睡，可以很轻松

放不下，抱睡又累怎么办？妈妈还可以采用躺喂的哺乳姿势，在宝宝睡着后安全取出乳头，妈妈可以轻巧地撤离。当然如果是比较敏感的宝宝，妈妈也可以陪睡一会儿后再撤离。离开前，用包被裹紧宝宝，让宝宝睡得久一些。

"月子里是裹襁褓，能睡得好点，醒了想吃就吃、想睡就睡（回想起当时自己也很紧张，现在感觉顺着宝宝心意会轻松很多），后来不愿意被裹了就干脆白天抱睡，睡足了奶也吃得多，进而促进睡眠。现在3个多月，作息逐渐规律，也慢慢戒掉抱睡、奶睡了。"

总的来说，宝宝睡好了，才有可能吃好。但睡好了也不能保证一定就能吃好。因为要宝宝好好吃，还有其他因素影响。

照料月子里的宝宝，对妈妈们来说绝不是一件轻松的事情。尤其是生第一胎的妈妈，需要家人协助，一起学习观察宝宝的饥饿"信号"，才能更顺利地度过产后最初的时间。

宝宝好好吃的3个前提

1. 有体力吃。宝宝要睡足，有精神了才有体力认真吃奶。
2. 哺乳时机对。特别是宝宝睡眠状态不好，全天都处于找安抚的

更多与趴睡相关的内容可以扫描二维码进一步了解。

状况，妈妈就会很难抓住饥饿"信号"了，"感觉宝宝一整天都是说不上是困还是饿的表现"。宝宝睡好了，会更明显地表现出要吃奶的"信号"，妈妈才更有可能做到按需哺乳。

3. 乳房条件能达到。乳房能顺利出奶，没有红肿，没有大量淤积，这样宝宝认真吃的时候就能立刻吃到奶。如果乳房已经出现状况，要尽快找专业的哺乳指导解决乳房问题。

更多与哺乳时机相关的内容可以扫描二维码进一步了解。

第4章

找到原因，击破母乳不足

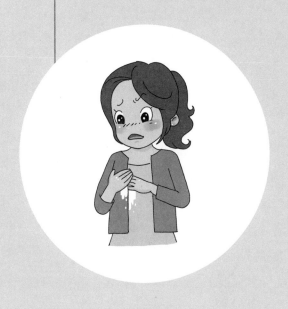

即使学习了很多哺乳知识,在哺乳过程中,也很可能没法避开所有问题。当遭遇"母乳不足"的时候,你也不能病急乱投医,应该根据自己的具体情况,找出导致"母乳不足"的原因,有针对性地解决。本章列举了许多可能导致"母乳不足"的原因和做法,并且详细给出了相应的解决方法。

1. 导致乳头痛的错误做法

有80%以上的妈妈母乳喂养时,乳头受过伤,但大多数的妈妈并不清楚自己的乳头是如何受伤破损的。

揪住乳头,直接塞进宝宝嘴里

妈妈的感受:宝宝每吸一口,妈妈就会钻心的痛,每次哺乳就"如同上刑场"一般。时间一长好像不痛了,这其实是妈妈麻木了。

宝宝的表现:"突然跑进我嘴里的是什么?"宝宝非但不会满心欢喜地接受这份"大礼",反而会将小脑袋扭来扭去,不愿意张嘴。有时塞进去还会委屈地大哭起来,妈妈此时可能还会"机智"地趁机塞得更深点。宝宝最终嘴巴多半是张成小小的"O"形只把乳头含在嘴里吸吮,或像吸吸管似的把乳头吸进嘴巴。

为什么会这样:吃奶是新生儿天生的本领。当新生儿靠近妈妈乳房时,他能通

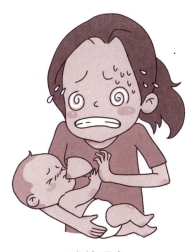

直接硬塞

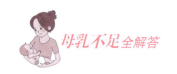

过气味和乳头触碰面颊的感觉去寻找、吸吮乳房（这个过程往往需要几秒到几十分钟不等）。有的宝宝一直"寻寻觅觅""不骄不躁"，一时没吃到时妈妈不要着急去帮忙。如果不给宝宝机会自己去经历这个过程，急于把乳头塞进宝宝嘴里，宝宝的配合度就会很低，甚至出于自我保护用打挺、扭头这些方式来躲闪，反而吃不好，更别提能主动含住乳晕了。这样做的结果就是，被塞进嘴的乳头反复被宝宝吸吮啃咬，被宝宝舌头摩擦。这些无谓的痛苦很快会发展为乳头破裂。

正确做法：不管哺喂新生儿，还是稍大点的宝宝，妈妈在哺乳前都要观察到宝宝出现呼吸急促、张嘴转头等想吃奶的表现时，用乳头轻轻触碰宝宝的上唇或鼻尖，吸引宝宝张大嘴主动去吸吮乳房。

宝宝低头吃奶

妈妈的感受：每次哺乳前都害怕，宝宝一旦靠近，妈妈就本能地含胸，好不容易咬牙给吃上了，还总要用手压着点上侧的乳房，免得堵到宝宝的鼻子，因为宝宝鼻子埋在乳房里。这样妈妈无法轻松地搂着宝宝，乳头断断续续地疼痛，上侧乳房哺乳之后没有明显变软，隐约有一片硬块。

宝宝的表现：宝宝的身体蜷起来像个小虾米，低头吃奶，鼻子陷在乳房里，下巴和乳房挨得不紧甚至有空隙，双手护在胸前，身体无法和妈妈贴紧。

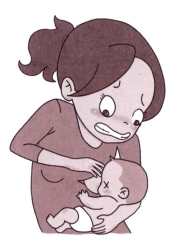

含胸喂奶

为什么会这样：宝宝埋头吃奶时拉扯到乳头根部，所以妈妈会非常疼。如果妈妈试图让宝宝仰头张大嘴吃奶，可宝宝不配合，身体始终蜷缩，这说明吃奶给他的感觉是紧张不放松，甚至对抗的，所以身体舒展不开。

正确做法：要想让宝宝放松，首先妈妈要坐舒服、躺舒服，自己舒服了再去抱宝宝。很重要的是，将宝宝调整到鼻尖对着妈妈乳头的位置，宝宝贴紧妈妈身体，用乳头轻轻触碰宝宝的上唇或鼻尖，吸引宝宝张大嘴主动去吸吮乳房。如果妈妈因为乳头疼痛无法放松下来，除了可以尝试变换哺乳姿势来缓解疼痛外，更要把妈妈的休息和放松作为第一要务，不必急于成功哺乳。

一天几乎都在哺乳，宝宝一吃上就睡觉

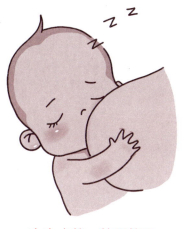

'宝宝吃着，就睡着了

妈妈的感受：听说要宝宝多吸，奶才能多，于是一整天下来宝宝几乎没从乳头上摘下来，连上厕所的时间都没有，深深觉得自己的母乳不够吃。同时乳房却未必变柔软，乳头还疼。也有的妈妈哺乳次数未必多，但乳头却很不舒服，像过度使用了一样。

宝宝的表现："一吃上就睡觉"，宝宝从一开始吃奶就没有大口吸吮，轻轻吸几口就不动了开始睡觉，但是一抱离乳房就清醒了，喂奶瓶时吃得很顺畅。

为什么会这样：刚出生的宝宝吸吮力度有限，吃吃睡睡是常见现象。但是频繁吃睡的极端情况就是，宝宝一直都在吃，一直不太饿，也就一直没认真吃过。如果吃奶的经历比较顺利愉快，和妈妈紧贴和吸吮的动作正确有力能让宝宝越来越喜欢吃奶这件事。但如果宝宝曾被强迫吃奶，他便宁可睡觉也不想再经历这样的不愉快。

正确做法：不要将"哺乳"当作哄宝宝的唯一方法。在宝宝明显烦躁或者困倦时不要反复尝试哺乳。让宝宝和妈妈肌肤接触是安抚宝宝最有效的方法。情绪好时在妈妈胸前趴一会儿，或者躺在妈妈腿上，妈妈多与宝宝对视、微笑、说话也会增加宝宝接近妈妈的信心，有利于成功哺乳。尝试哺乳务必在宝宝清醒、情绪好并且有饿的表现时。

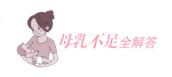
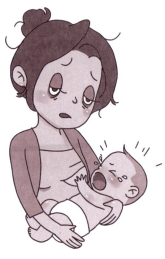

一拔出乳头就哭

每次哺乳时间过长

妈妈的感受：哺乳时两侧反反复复地换，一次哺乳就要1～2小时。乳头不能拿掉，否则宝宝就哭、不睡觉。因为拿不掉，所以深深地觉得一定是宝宝没吃饱，自己一定是母乳不够多。自己休息不好，太累了，乳头也撑不住了。

宝宝的表现：宝宝吃一会儿，迷迷糊糊地睡了，可小嘴还在轻轻地吸，或者停一会儿轻轻吸一会儿。但是一拔出乳头宝宝就又开始到处找乳头，甚至一拔出来就哭闹，只有喂奶才不哭。

为什么会这样：宝宝吸吮力弱，吃一会儿就要休息一下，所以吃吃睡睡是常见的现象。当宝宝从大口吸吮转为浅浅地小口吸吮时，他已经从需要填饱肚子的状态，进入了需要好好睡觉的阶段。宝宝离开乳房时的哭闹，只是在表达"我不想离开妈妈，还想有人陪陪我"，也就是表达宝宝想要安抚的需求，并不是没吃饱。

正确做法：宝宝转为浅浅地小口吸吮就可以停止哺乳了。因为这时宝宝已经没有精力好好吃奶，继续喂也增加不了多少摄入。不如让宝宝

"人人都乳头破，只能靠熬"——错！

乳头被吃破不只是妈妈疼痛难忍，让妈妈错误地以为"哺乳是件痛苦的事"，更重要的是，还可能影响宝宝有效吸吮，造成宝宝确实没吃到多少母乳，身体发育受影响。乳头疼就一味忍着，不但不表明"妈妈有多伟大"，还可能是"宝宝最终也没吃好、没长好"的祸首。

休息，即使睡的时间不长，也能积攒一些体力，睡醒了继续吃。怎样能让宝宝有效休息呢？除了哺乳帮助宝宝入睡，抱抱拍拍也都是有效方法，这些技能妈妈要努力学起来。当然前提是宝宝确实可以吃到足够的母乳。宝宝含乳正确，单侧哺乳至少10～15分钟。

如果乳头已经吃破了，赶紧找找自己的原因，然后参看本书重新学习如何正确含乳。如果有闺蜜怀孕，别忘记和她分享，让"人人都会被吃破"的悲剧止步！

2. 纠正姿势错引起的哺乳痛

痛！

只含乳头！

鼻子被堵住！

下巴没贴紧乳房……

如果哺乳姿势错了，很可能你就只有上面这些哺乳体验了。当妈妈问为什么哺乳总是疼？哺乳指导们几乎异口同声地回答："身体没贴紧！"来看看右图的宝宝，他的身体和妈妈贴得怎么样？

非常典型的"身体没贴紧"，宝宝嘴巴远远地拽着妈妈的乳头吃，怎么能不疼呢？这导致妈妈乳头严重疼痛并产生皲裂。

首先身体没贴紧，之后就没法做到"吃奶不疼"了，贴不紧时，妈妈会出现这些错误动作：

- 努力凑近宝宝，身体别扭、上身前倾、含胸甚至弓着身体低头哺乳。
- 抱姿发生微小变化，宝宝头滑到手臂或手腕处。
- 躺喂时妈妈肚子和腿向前移，努力挺胸。

妈妈动作不对，宝宝就没法正确含乳：

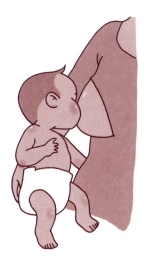

错误的哺乳姿势

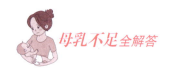

- 宝宝身体离妈妈越来越远。
- 宝宝脸和身体几乎不能在同一平面了，需歪着脖子或伸长脖子够乳头，吃奶体验差。有的宝宝会尝试调整，一旦调整不好便会产生挫败感，哭闹不止。
- 宝宝下巴离开乳房，鼻孔几乎或已经堵到乳房上。
- 宝宝头无法抬起，含乳的深度、角度都受影响。

对于大月龄吃奶技能娴熟的宝宝来说，这些情况也许还能将就，而对于新生儿或小月龄宝宝，最终结果很可能是：宝宝很快就烦躁哭闹，不肯吃奶，妈妈腰酸背痛的同时，乳头被反复摩擦、拉扯，疼！破损出血！

调整到正确姿势——先贴紧妈妈，再下巴贴紧乳房，最后保证含乳足够深。

调整妈妈的姿势：妈妈躺好，搂紧，支撑住

要想宝宝贴紧妈妈，就需要妈妈的身体可以被贴紧，且固定好彼此不走形。

睡和坐的姿势　妈妈和宝宝身体自然平行，二者都不累。坐喂时妈妈可以略微后靠，这样就避免前倾含胸了；躺喂时如果妈妈挺胸挺肚子，

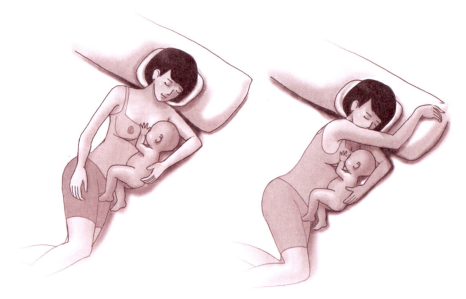

妈妈宝宝身体自然平行　　　　　宝宝贴紧妈妈

宝宝就会被顶远，无法贴紧，所以妈妈可以腿往后一些，屁股略往后撅一点。

搂抱 搂着宝宝时，宝宝的头和脖颈枕在妈妈臂弯里，而不是手臂或手腕上，这样妈妈的前臂就可以顺势服帖地搂住宝宝的身体了。另一只手绕过并压住宝宝胯部往自己怀里搂紧，也就是在上侧大腿与屁股之间的位置，躺喂时也这样把宝宝搂着并贴紧自己。

支撑 给妈妈的身体各处做足够多的支撑，这样就可以固定妈妈的姿势不变。

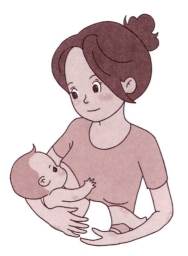

妈妈搂住宝宝并贴紧自己

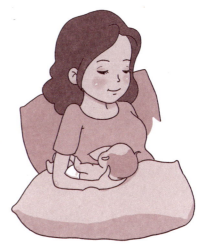

给妈妈有足够多的支撑

宝宝贴紧妈妈是这样的

宝宝的耳、肩、髋呈一直线。不管妈妈采用哪种哺乳姿势，宝宝的胸、腹都能接触到妈妈的身体，脸部始终面对乳房。宝宝整个身体尽可能地靠近妈妈。

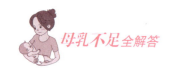

观察调整宝宝的下巴：宝宝位置正确，才能下巴贴紧乳房，确保含乳角度正确

下图中调整前的宝宝下巴远离乳房，含住上方的乳晕更多，鼻子挨着乳房，宝宝的头没有抬起来。这些都导致宝宝含乳的角度变化了。

怎么调整含乳的角度？让宝宝头抬起来，角度就比较合适了。看下图调整后的箭头，朝①号箭头方向，也就是妈妈腿的方向移动宝宝，这样宝宝就抬头了。但可能贴得又不够紧了，妈妈或家人再朝②号箭头的位置和方向，也就是宝宝后肩胛骨和脖颈的位置推一把，这样宝宝就能抬头又贴紧妈妈了。

最后用小枕头或被子掖在宝宝背后和身下，以固定宝宝不滑动，躺喂时妈妈用腿压住宝宝腿也可以。

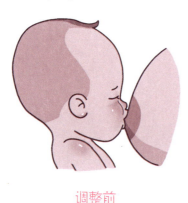

调整前

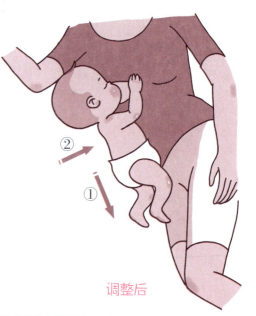

调整后

宝宝下巴紧贴乳房是这样的

下嘴唇包住的乳晕比上嘴唇包住的乳晕多一些。不用特意按压宝宝鼻子面前的乳房，宝宝鼻尖与妈妈乳房之间自然会有一定空隙，方便宝宝呼吸。

调整宝宝含乳：想要含得深，分两种情况调整

右图中，宝宝鼻子快要被乳房堵住了，宝宝嘴巴张得不够大，没有外翻而是内扣，没有含住乳晕，只含了乳头根部。

宝宝含乳不够深，有两个原因：含乳时机不对或奶嘴干扰。

具体如何调整？

寻找时机，一鼓作气：当宝宝寻乳反射张大嘴时，妈妈要把握住时机。看到宝宝放松状态下张大嘴的瞬间，妈妈需要及

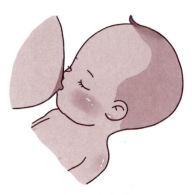

错误的含乳

时搂一下或收一下，或从宝宝后背肩胛骨推一下，让宝宝靠向妈妈乳房，这样宝宝能含得更深。

张大瞬间，轻压下巴：如果宝宝已经接受过其他喂养方式，被干扰之后嘴巴可能就不像没有受过干扰的宝宝那样张大嘴，而是小嘴噘着含乳。调整方法：在宝宝放松张大嘴的瞬间轻轻压下巴，要在下巴和下唇中间小窝窝的位置压，这样轻轻一压之后，宝宝的下唇就能翻得更好，再送到乳房上，这样就会含乳更深一些了。

以上都调整好了，那怎么知道现在的哺乳姿势对不对了呢？判断有两个标准：妈妈乳头不疼和宝宝有吞咽。哺乳时，妈妈是不疼的，并能看到吞咽甚至听到宝宝吞咽声。吞咽的时候，你能看到宝宝的喉咙和整

确认嘴巴含得深不深是这样的

宝宝嘴巴张得够大，小嘴被乳头和部分甚至全部乳晕填满。下嘴唇外翻，宝宝不光含住妈妈的乳头，也应当尽可能多地含住一大口乳晕。有时候能看到宝宝的舌头伸出，垫在乳房和下牙床之间。

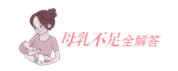

个脸颊都在运动。有时能听到吞咽声，虽然不一定能经常听到。如果完全没有看到吞咽或听到过吞咽声，就要仔细按照前面介绍的调整顺序逐一检查，以免哺乳姿势不当导致宝宝吃不到足够的奶。

很多新妈妈没有哺乳经验，痛的时候只有求助身边所谓有经验的人，结果没有改善，还以为"疼就是理所当然的，只有忍"。新妈妈会有这种想法，都是因为没有体验过"正常的哺乳"是怎样的。

调整含乳是一个非常有技巧性的工作，很多妈妈自己调整有困难。如果自己尝试了两三天还没什么效果，就找哺乳指导来辅导吧，别跟自己较劲了。

3. 这样哺乳容易引起乳汁淤积

乳汁淤积是非常常见的哺乳期乳房问题，不管泌乳量是多还是少，都有可能发生。

乳汁淤积了，会怎样?

简单地说，影响宝宝正常吃奶、引发妈妈更严重的乳房问题、使妈妈泌乳减少。

影响宝宝正常吃奶和营养有效摄入。因为乳腺管不通畅会让乳汁流出受阻，宝宝吃奶更费劲，更容易烦躁。

使乳房问题增加。一旦妈妈采取了错误的处理方式，很可能普通的乳汁淤积就会发展成严重、麻烦的乳房问题，妈妈受罪也是必然的了。

导致妈妈泌乳减少。当乳汁移出不畅，滞留在乳腺管里时，大脑会以为"原来产的奶多得吃不完啊，那我可要少分泌一些乳汁"！这也是很多妈妈发生乳汁淤积后泌乳量减少的根本原因。

引发乳汁淤积的5种常见喂养方式

虽然乳汁淤积并不都是因为日常哺乳习惯引起，但一些不正确的哺乳方式确实会更容易引发乳汁淤积。如果妈妈能避免哺乳方式不当，尽快调整，就能有效地保护乳房、保障宝宝的"口粮"。

1. 频繁主动哺乳

有的泌乳量多的妈妈喜欢按时哺乳，或习惯通过哺乳来安抚宝宝。也有自认泌乳量少的妈妈为了追奶，也会频繁主动地哺乳。因为宝宝并不是真的饿，而妈妈认为宝宝"应该饿了""应该喂了"，于是出现频繁尝试哺乳，导致宝宝出现厌奶的表现。轻度厌奶的宝宝便会"含乳头-吐乳头-含乳头-吐乳头"，不好好吃奶，妈妈的乳头、乳晕在反复含吐的过程中，会出现红肿，继而挤压乳腺管，使它变窄，乳汁更不易排出。这时即便宝宝饿了，也不容易吸出淤积的乳汁。

2. 乳汁分泌得又急又多让宝宝吃奶不敢张大嘴

有的妈妈"奶阵"来了，母乳会一下子涌进宝宝嘴巴和喉咙，很容易呛到宝宝，让宝宝不舒服。被呛次数多了，为了能避开又"急"又多的乳汁，有的宝宝就会在下次含乳时，故意将嘴巴张得小一点，含乳浅一点。妈妈通常也会感觉到宝宝并没有深含，宝宝一直这样浅浅地含乳头，会增加乳头与口腔的摩擦，时间一长容易导致妈妈乳头红肿，进而引发乳汁淤积。

3. 长时间"挂喂"

很多泌乳少的妈妈想要追奶，听说"挂喂"追奶有效果，便急于尝试，常常在没有找出自己泌乳少的具体原因，不确定"挂喂"到底适不适合的前提下，就开始了辛苦"挂喂"。妈妈们对"挂喂"的理解，往往就是长时间地让宝宝挂在胸口吃奶。殊不知一旦错误"挂喂"，让单次哺乳时间变得特别长，长时间低效率的吸吮不但不能刺激泌乳，还会让妈妈的乳头在长时间的吸吮、浸泡下，出现皮肤磨损、乳头肿胀。输乳孔磨损后重新愈合容易形成小白泡或小白点，彻底堵塞输乳孔，对应的整根乳腺管里的乳汁都无法正常移出，就变成了乳汁淤积。

4. 为了睡得好，让宝宝含乳睡

有的妈妈发现宝宝睡得不够沉、不够久，或者一拿掉乳头就醒。为

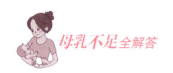

了能让宝宝睡得好，妈妈情愿让宝宝一直含着自己的乳头四五十分钟，甚至更久。当妈妈感觉到乳头疼痛难忍时，乳晕已经出现不可避免的肿胀了。乳头的破损很快会形成小白点、小白泡等，造成乳汁淤积。淤积又会让宝宝吃奶更加困难，或者吃得更频繁，从而进一步加剧乳头破损、红肿，乳汁淤积愈演愈烈。想要宝宝睡得好，妈妈可以尝试通过消耗宝宝体力来达到。

5. 频繁使用吸奶器

经常使用吸奶器追奶，或长期瓶喂的妈妈要注意了，错误地使用吸奶器，比如喇叭罩不合适、吸奶时间过长、吸力过大等，也会让妈妈的乳头、乳晕红肿、胀硬。乳头、乳晕出状况后很可能会进一步发展为乳汁淤积，出现"总吸不干净""吸奶量变少"的情况。于是有的妈妈赶紧增大吸力，或者延长吸奶时间，而这些恰恰又会进一步加重乳头、乳晕红肿胀硬的情况，使淤积加重，吸奶量也进一步减少，进入恶性循环。

别过度使用乳房

一旦妈妈发现乳头、乳晕出现红肿、胀硬和磨损的情况，说明很可能已经"过度使用"了，也许离乳汁淤积不远了。因此，避免过于频繁或者长时间使用乳房，能很好地避免乳汁淤积。

更多与吸奶器相关的内容可以扫描二维码进一步了解。

淤积了该怎么办?

当你发现宝宝不能好好吃奶时，一定要先自查乳头、乳晕状况，是否有不适感。如果有不适感，而且你在哺乳时也确实存在上面的这些喂养方式，那么很可能已经造成乳汁淤积了，需要尽快采取适当措施。如果妈妈通过2～3天的自我调整，乳房状况依然没有改善，不要再等，尽快寻找哺乳指导帮你调整哺乳方式，避免淤积后泌乳量减少。

4. 正确按需喂养，乳汁才会充足

新妈妈们都被建议遵从宝宝的需求，按需喂养，但多数新手妈妈都不太了解，如何判断婴儿的需求，也就是喂养的时机。

提倡按需喂养，主要是出于新生儿阶段喂养的特殊性，以保证新生儿摄入充足，满足感高。这个按需喂养的原则具体来说就是"宝宝想吃，妈妈就喂"，不要过早考虑定时定量。

但是对于很多新手妈妈来说，"宝宝想吃"并不是一件容易判断的事情，往往就把按需喂养执行成了"按哭喂养"。因为"要吃"虽然不好判断，但是哭了是很好判断的，而且宝宝哭了妈妈也都会心急火燎地想把宝宝哄好，无论如何哺乳总是管用的。

然而，"按哭喂养"并不是正确的做法。

很多妈妈觉得，按哭喂至少不会错过宝宝要吃奶的时候，顶多是喂得有点多。可恰恰是这样的喂法，容易让妈妈错过新生儿最早的饥饿提示。

更多与乳汁淤积相关的内容可以扫描二维码进一步了解。

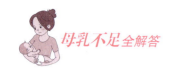

有的宝宝脾气比较急，从刚开始觉得有点饿到心急火燎地想吃奶，可能只有那么一小会儿，妈妈想不按哭喂养都难。也有的宝宝脾气温和，给妈妈发发信号等了一会儿没反应，就自己又睡过去了，一不小心就容易摄入不足。

宝宝哭了才喂，可能导致摄入不足

适用于出生1～2个月以内的新生儿。

◎ 宝宝刚刚有点饿的时候是不哭的

小宝宝刚刚感觉饿了，并不会直接哭。他们会"先礼后兵"——动来动去、张嘴、转头、小手和襁褓不小心碰到嘴角和脸蛋的时候，嘴巴还会跟着找过去，以为是碰到了乳头（所谓的觅食反射）。这是宝宝在好声好气地对大人说："我饿了，我在找乳头！"

◎ 礼貌表达没人理，就会躁动起来

如果上面那些"信号"得不到爸爸妈妈的及时回应，宝宝会进一步用伸手伸腿、各种动来动去、啃手来求关注，意思是："看到我！看到我！我饿了啊！赶紧喂我！"

实际生活中，这些饿了、虽然还没哭但已经开始哼哼和躁动的宝宝，他们都在哪里呢？往往在月嫂或其他家人的怀里哄着呢。宝宝有点不乐意了，先哄哄吧，哄不住了再给妈妈喂，让妈妈多休息一会儿。这样做的结果不可避免地会迎来下一个阶段。

◎ 宝宝饿急了，前两个阶段都沟通无效，才会哭起来

一旦求关注失败，宝宝就只好发飙了：开始哭闹、烦躁不安、皮肤颜色变红。这个时候循着宝宝哭声而召唤来的新手爸妈们，光塞乳头已经未必管用啦，可能还得先哄哄宝宝才能喂。

哭累了的新生儿终于被抱给妈妈喂奶的时候，可能已经没力气好好吃奶了，很容易轻轻吸一会儿就睡着了。所以，如果总是"按哭喂养"可能会让新生儿摄入不足。

所以, 新手妈妈要注意了, 如果发现自己总是在宝宝大哭之后才哺乳, 可要仔细观察一下宝宝哭之前的情况, 也许可以纠正家人错误的安抚时机。如果发现宝宝经常一睡三五个小时, 就要观察一下宝宝是否在睡眠中有过饿了的最初表现, 但被家人错过了。

怎样快速掌握和了解宝宝饿了的表现以及性情? 从医院病房开始, 通过提倡 "亲子同室" 来确保妈妈有足够机会接触和观察宝宝, 尽早磨合出母子都满意的喂养规律。

很多月子会所提供婴儿托管服务, 妈妈和宝宝不在一个房间, 其实不利于婴儿得到足够的喂养。有的月子会所给妈妈床前安放一个屏幕, 可以远程看到宝宝在婴儿室里的表现。于是妈妈就总惦记着去看屏幕, 其实也没法好好休息。

如果宝宝没有发出饥饿 "信号", 直接大声哭起来

如果宝宝并没有表现出饥饿, 直接就哭起来了, 而且是平常会有饥饿 "信号" 给出的宝宝, 表现反常了, 爸爸妈妈可以先检查一下尿布, 或者算算宝宝的睡眠时间, 看看是不是宝宝尿了或者没睡好。

如果宝宝总是完全没有饥饿 "信号" 就直接哭起来, 抱起哺乳却又不肯好好吃, 很可能是宝宝热了。新生儿被层层包裹, 热得吃不好、睡不好其实是很常见的。

5. 引导宝宝正确含乳

没有正确的含乳, 就没有舒适的哺乳体验, 甚至连母乳充足都难保证。究竟怎样的哺乳姿势才是正确、舒适的? 按着宝宝的头, 揪着妈妈的乳头直接塞/按/推进宝宝嘴巴? ——这样母子双方体验都不好。

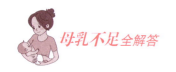

妈妈先让自己姿势舒服了

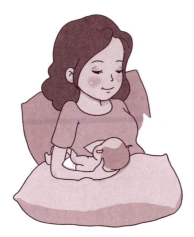

做好支撑，轻松省力

不管你打算用哪种姿势哺乳，妈妈自己首先得是舒服的。妈妈怎么才能舒服呢？躺舒服、坐舒服、支撑舒服。

妈妈躺下或坐下，全身包括四肢都完全放松，全身各处都不要用力。切记不要刻意摆身体，不需要身体任何部位提前准备，浑身放松到即将入睡的自然状态。

舒舒服服地躺下或坐好后，再在需要支撑的地方垫上支撑物，比如大小不同的枕头，或专门的哺乳枕。支撑物对妈妈的作用是不需要妈妈再用力做额外的支撑。

在妈妈的后腰、后背、手臂、脖颈、腿等部位适时地垫上支撑物，这样妈妈就几乎不需要额外用力来维持姿势了。

很多新妈妈刚开始学习躺喂时都觉得这样省力又省心，可是时间一长，就各种不舒服，甚至腰酸背痛。为什么会这样？就是因为支撑没做好。

更多与躺喂相关的内容可以扫描二维码进一步了解。

宝宝躺对、躺舒服

宝宝怎么才能躺舒服？妈妈要帮他支撑好并保持住。

宝宝躺下前，先看看他穿多了没？妈妈和宝宝都要尽量少穿衣服。宝宝穿得太厚很难贴紧妈妈身体，为含乳制造障碍。

要点1.支撑足够高。在宝宝躺着的地方垫上支撑物，让宝宝躺得足够高（图1）。

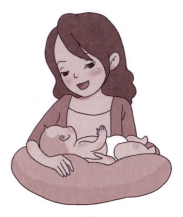

图1

要点2.身直，面对妈妈，贴紧，仰头。不管妈妈采用哪种哺乳姿势，宝宝都应该始终面朝妈妈，耳、肩、髋三点一线，脖颈和屁股承托好，胸腹紧贴妈妈胸腹，用支撑物垫好宝宝，使宝宝嘴巴位于妈妈乳头下方，略微仰头才能够到乳头（图2）。

要点3.保持支撑不滑动。躺喂时在宝宝后背垫上支撑物，可以帮助宝宝保持侧卧姿势（图3）。

摇篮式抱喂时，妈妈的手注意固定宝宝脖颈、屁股，可以很好地保持姿势（图4）。

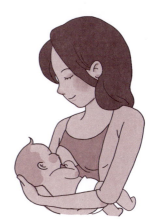

图2

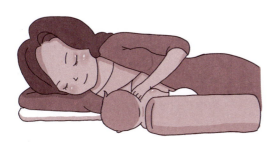

图3

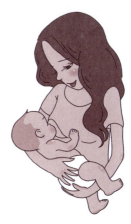

图4

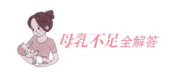

新生儿的觅食反射

当你用手指轻点新生宝宝嘴巴附近，宝宝就会本能地跟随手指点的方向张嘴寻找——这可不是判断饿不饿的方式，新生儿只要没睡着，不管饿不饿，点他嘴巴周围他都有此表现。这是新生儿特有的一种本能反射——觅食反射（又叫寻乳反射）。

觅食反射一般出现在0～3月龄，过了2～3个月这个本能反射就不明显了。这个本能可以让宝宝即便还没睁眼，也能准确找到乳头，正确吃上奶。这是大自然为产后母乳喂养准备的特有功能。

启动觅食反射，抓住哺乳时机

妈妈和宝宝都有哺乳的本能，但也需要摸索学习才能做得更好。

- 妈妈和宝宝都舒舒服服地贴紧了，妈妈托住乳房，宝宝下巴贴紧乳房，略微仰头，鼻尖对着乳头。
- 妈妈用乳头碰触宝宝鼻尖和人中的位置，此时宝宝会本能地抬头、晃脑袋寻找乳头，并张大嘴。
- 妈妈趁机搂紧宝宝，宝宝顺势"啊呜一口"深深地含上乳头。
- 如果妈妈此时感觉宝宝吃奶时吸吮有力且不疼，那就一定是正确含乳了！

没吃上？撤出乳头再来一次

宝宝有吃奶的本能，但也不是每对妈妈和宝宝的合作都一帆风顺。以上的含乳没做好，没关系，再尝试一次。千万不要直接按着宝宝的头，或急迫地塞乳头！

如何不疼地撤出乳头？只要宝宝含乳让妈妈感觉乳头疼痛，马上用干净的指头插进宝宝嘴角，消除宝宝口腔内的负压，干净利落地取出乳头中断吸吮，重新尝试含乳。

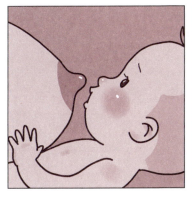
宝宝鼻尖对着乳头

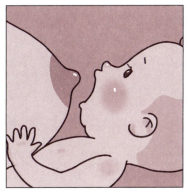
宝宝寻找乳头，并张大嘴

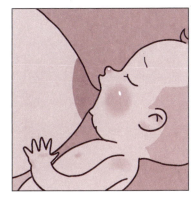
宝宝深深地含上乳头

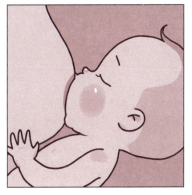
宝宝吸吮有力，妈妈不疼

　　妈妈也可以用手指轻压宝宝嘴角处的乳晕，空气流入宝宝口腔，迅速安全带出乳头。

　　宝宝没耐心地哭闹怎么办？如果尝试几次都不顺利，那就先停下来哄哄哭闹的宝宝，等一等，歇一会儿，说说话，待宝宝平静一些后再尝试。

　　如果反复尝试都没办法让宝宝安静下来的话，可能是宝宝太饿了，也可能是太困了，或者太烦躁了。在宝宝耳边发出"嘘嘘嘘"的白噪音，抚摸宝宝后背，或有节奏拍宝宝肩胛骨位置，都是很好的安抚方式。如果是太饿了，可以考虑挤少量奶用小勺喂给宝宝，缓解一下饥饿再继续。

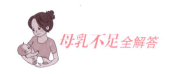

如果乳头疼痛不太厉害，先将就着让宝宝吃一小会儿再"摘下来"重试，也未尝不是一种选择。

无论如何，不要反复跟宝宝较劲，不要顶着哭闹坚持尝试，不要做那种让宝宝讨厌吃奶的事！

6. 简单有效提升奶量的方法

曾经有妈妈在微博上问："吸奶或挤奶前，你都有什么准备的小诀窍，来帮助提高奶量？"妈妈们给出最多的答案居然是——喝热水！

"喝热水"真的可以帮助提高奶量。为啥？因为：暖身—放松—排奶，喝热水确实可以帮助排奶！

喝热水助排奶

身体里与哺乳关系最密切的有两种激素：泌乳素和催产素。简单地说，泌乳素主要负责制造乳汁，而催产素主要负责把乳汁从身体中运输出来。

"吸不出奶"基本上是因为催产素作用没有充分发挥，没办法把生产出的乳汁从身体中运输出来。而催产素不能发挥作用，很可能是因为当时的情绪。如果妈妈们压力大、情绪不能放松，催产素的作用必然受限。所以，吸不出奶很可能是因为你太紧张。

挤奶之前喝一杯温热的水，这个方法能够让身体暖和起来，肌肉得到了放松，情绪也得到舒缓，有助于催产素发挥作用，把乳汁排出来。

没有喝热水习惯的妈妈

养成挤奶或哺乳前喝杯热水的习惯。让老公当温暖的"送水工"，或者身边随时放着水杯，也可以告诉家人，喝热水真的可以多泌乳，这样让家人提醒你喝热水。

工作忙碌的妈妈

工作一忙起来就总忘记喝水，可是工作是永远也做不完的。反正做不完，不妨安排好工作时间，给自己一点放松挤奶的时间。还可以在办公桌电脑上贴张提示小贴纸，每天提醒自己喝热水；或者定一个闹钟，定时提醒自己喝热水。

压力大、没心情的妈妈

买一个好看、自己喜欢的保温杯。每天提前给自己准备有益身体的健康饮品，玫瑰花茶、茉莉花茶、普洱茶、红枣山药茶等。不光是为了奶量，更是为了照顾好忙碌的自己，让自己也有机会放松一下情绪，改变一下心情。每天准备一点小甜点，甜食可以让人愉悦，让挤奶时间也变得令人向往，这样放松心情会更有利于泌乳。

7. 宝宝睡好，才能吃饱

宝宝睡不好，就容易吃不好。因此，关注泌乳量，也必须同时关注宝宝的睡眠。

宝宝2～3个月时，白天会睡3～4次；3～6个月时，宝宝白天睡眠从3次逐渐减少至2次；6～12个月比较稳定，白天睡2次；1岁至1岁3个月之间，从2次睡眠减少至1次。月子里的宝宝睡眠没有这么规律，下面就详细说说月子里的宝宝睡眠。

月子里的宝宝白天睡觉到底有没有规律？

月子里的宝宝睡眠规律并没有大一些的宝宝们那么明显，而且每周的睡眠时长和次数都有差异。总的来说，虽然谈不上什么时间规律，不

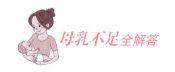

过还是可以总结出他们的睡眠特点。

第1周：只有吃和睡两件事

要么正在吃，要么正在睡，要么吃的时候也闭着眼睡。第1周基本上不会有"既没吃奶也没睡觉"的清醒时间，就算有也十分偶然。在宝宝吃睡混沌的状态下，想要知道他究竟睡了几次，几乎是不可能的。

第2周：开始短暂地清醒

宝宝开始有清醒的时间了，既没在吃也没在睡，既不饿也不困，可以四处看看。换句话说，从第2周开始有短暂的清醒时间来玩了。生活里有了玩的内容，基本上就是从第2周开始的。本周虽然比第1周有相对明显的清醒时段，但依然无法统计他究竟睡了几次。

第3～4周：可能是5～8次

宝宝清醒的时间逐渐拉长，从几分钟慢慢拉长到20～30分钟，甚至有的宝宝可以更长一些。每天睡了几次？大概能知道，但并不稳定，有的可能一天睡5～6次，也可能7～8次。与其说睡眠次数不稳定，不如说吃奶不稳定，清醒次数不稳定，白天多数时间还是睡觉，少数时间是吃奶和玩。

月子里的宝宝睡好了是什么样的

怎么判断月子里的宝宝睡得好不好？主要看宝宝睡眠时间的长短和醒来后的精神状态。月子里的宝宝如果睡得好，一次睡眠时长有可能半小时，有可能1小时以上，应该多数在1小时以上。吃完奶后睡的时间会长一些，不常有"抱着妈妈乳房吃几口就睡，睡一小会儿或一放就醒"的情况，可能偶尔有，但不频繁出现。

月子里的宝宝如果睡得好，不管睡多久，醒来后都是比较精神的，不会哭，倾向于比较安静，精神比较充沛，情绪也比较愉快。

月子里的宝宝没睡好是什么样的

月子里的宝宝多数时间都在睡，"睡几次"和"几点醒"本就没有规律。所以，宝宝如果睡不好，会体现在睡得短、醒来时精神状态差。

宝宝如果睡不好，睡半小时就醒的情况会比较多，经常有"抱着妈妈乳房吃几口就睡，睡一小会儿或一放就醒"的情况，如果一天好几次总是如此，肯定是没法睡久的。

宝宝睡得不好，醒来状态也会不好。可能会伴着哭闹醒来，不好哄。即便哄好不哭了也并不开心，持续性地哼哼唧唧，甚至表情都是愁眉苦脸的。

宝宝满月时能形成什么规律

满月后，宝宝开始形成初步的睡眠规律了，但仍然不准，还是会有吃完奶就睡的情况，清醒的时间有时半小时，有时1小时。如果绝大多数单次睡眠可以持续1小时以上，基本上就是正常的睡眠。如果次数保持在一天4～5次，也是正常的。

给月子里的宝宝培养睡眠规律

想宝宝睡好，那你要做到两个"一定"！

一定严格按需喂养

对月子里的宝宝来讲，这就意味着宝宝发出饥饿"信号"就要喂，没有饥饿"信号"就不要喂。

饥饿"信号"有时会出现在宝宝睡眠的时间，如果你不喂，可能他也不会醒来、不会哭，只是这个"信号"可能就慢慢消失了。所以，月子里的宝宝睡觉时最好旁边有大人，一旦发现他有"信号"，不管醒没醒都抱起来喂，这时都能好好吃。如果做到这点，一般不太可能出现月子里的宝宝睡超过三四个小时都不醒来吃奶的情况，也会每次吃奶都好好吃。出现所谓睡超过三四个小时没醒来也没哭的，一定是睡眠当中有"信号"，但是妈妈因为没有发现宝宝哭，以为只是宝宝睡得不踏实，后来又睡好了就没管。

一定严格"玩—吃—睡"

这个规则前2周不太用得上，因为前2周宝宝清醒的时间不多，但是从

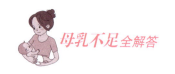

肠绞痛、胀气后哺乳越喂越糟糕

月子里的宝宝不仅胃口小，而且消化能力也不太好。具体指的是，植物神经系统发育不太健全，胃肠蠕动协调不太完善，所以会比大一些的宝宝更容易出现肠绞痛、胀气。

如果宝宝因此哭闹，妈妈哺乳也是能安抚的，但并没有真正解决问题。如果仔细观察就会发现，肠绞痛、胀气引发的哭闹，跟"宝宝先有饥饿'信号'，而没有被及时满足，于是饿急眼了就哭起来了"是不同的。这种没有发出饥饿"信号"就突然哭起来，并不是宝宝饿，哺乳并不能真正满足宝宝的需求。而如果妈妈此时哺乳，很可能会引发其他更棘手的问题：首先，此时哺乳宝宝不会好好吃，比如到妈妈乳房上吃两口就睡，或者吸吮效率低。第二，会打破他自然的吃奶规律，不利于他形成良好的作息规律。第三，宝宝到底是冷了、热了还是不舒服你都不知道，尤其如果宝宝是因为肠绞痛、胀气哭闹的话，即使当时你哺乳后他睡着了，过一会儿他肚子会更不舒服，反而会哭得更厉害，导致睡不好、更难哄。

第3周开始宝宝就有醒着的时间了。他醒着的时候如果没有发出饥饿"信号"就不要着急哺乳，很多妈妈会在第3、4周时一看到宝宝醒了，就马上哺乳，这是错误的。宝宝醒了后，如果没有表现出"想吃"就让他好好玩。

"玩—吃—睡"是这样进行的：

玩　对于月子里的小宝宝来讲，当睡醒后没有表现"想吃"，精神比较好，就可以带他玩一会儿，消耗一定能量后，就会累了、困了，也就饿了，就会自然地表现出要吃奶，这是一个自然发生的过程。

吃　这时妈妈给宝宝哺乳，宝宝就会好好地吃奶，吃得认真又高效。

睡　月子里的宝宝饱饱地吃一顿奶后，是一定会睡着的，并且因为肚子吃饱了，身心都累了，自然就能好好地睡觉，能睡得比较安稳和长久，可能会睡上2～3小时。

玩 等再次醒来时，一般此时宝宝还处于不太饿的时候，肚子里也没有多少奶，但又很有精神，所以很适合玩（因为不容易吐奶）。比如趴趴、四处看看、边看四周边晒太阳等。

吃 在宝宝睡了一两个小时，甚至两三个小时之后，又玩了十几或者二十几分钟，此时宝宝差不多累了、饿了和困了，这时宝宝又会自然地表现出吃奶信号，妈妈就可以哺乳了。

睡 宝宝满足地吃完奶后，就能好好地睡一觉了。

由此就会形成这样的规律：宝宝吃奶时吃得很快、很好、很饱；睡觉时，肚子饱饱的，身体也累了，这样就容易睡得实、睡得久；美美睡一觉醒来后，既不撑也不饿又很有精神玩，于是愉悦地玩个过瘾。

这就是适合小月龄宝宝特别好的生活作息安排。

对普通家庭来讲，新手爸妈大多不太擅长安抚宝宝，可能会出现宝宝吃睡循环一两回，才能睡够玩好一次的情况，但只要大趋势是"玩一

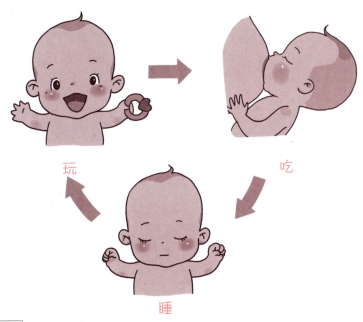

玩　吃

睡

国际泌乳顾问的养育经验

99

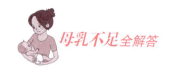

吃—睡",规律就会越来越好。随着家人安抚技能提升,宝宝吃奶效率提升,宝宝会逐渐形成明显的玩1次、吃1次、睡1次的规律。

为什么要形成"玩—吃—睡"的作息规律

"玩—吃—睡"的生活规律对月子里的宝宝和两三个月大的宝宝来讲是非常合适的。因为这个月龄的宝宝每次睡眠时间两三个小时,吃奶间隔时间也是两三个小时,所以吃奶和睡觉的间隔正好可以相互匹配起来。宝宝3个月以后睡眠间隔时间逐渐拉长了,"玩—吃—睡"模式就不一定合适了。宝宝可以睡一两个小时,甚至两三个小时,睡醒后精神头很好,不会出现睡眠不规律的现象,比较早地形成规律的睡眠,基本上能保持3个小时一循环的节奏。

作息规律混乱是怎么一步错步步错的

没有帮助宝宝形成良好作息规律的家庭,比较普遍犯的错就是在不该哺乳的时候哺乳。宝宝很可能这时并不怎么饿,于是吃奶的时候不认真、吸吮不用力、断断续续地吃,这样实际吃得量不多、不饱,这第一步就走错了。如果一天里这种情况有一两次,也还算正常,但如果一直如此,再加上吃奶又有催眠作用,于是很容易就出现吃着吃着宝宝就睡着了的情况。因为上一次并没有吃太饱,所以宝宝睡一会儿,很快就又饿了。这样的情况下,宝宝不得不醒来再吃次奶,他也没办法睡得实、睡得久,但因为还没有睡足就醒了,再加上前期能量储备不足(一开始就没吃饱),也没什么精神玩,没什么力气吃,吃奶效率低。宝宝在醒来一段时间后开始表现得好像又犯困了,同时又好像饿了,脾气大的宝宝可能就开始"哼哼唧唧"了。对于刚有宝宝的家庭来说,新手爸妈

二宝妈的二胎养育经验

的安抚技能不高，各种能使的招都用上了也哄不住，只好让妈妈哺乳来哄宝宝，妈妈持续地哺乳成为众多家庭唯一能"搞定"宝宝的招数。宝宝有点困，又不太困；有点饿，又不太饿，哈欠连天却睡不长；想吃奶，却只会断断续续地吸。"一会儿吃一会儿睡，吃个没完又睡得短，妈妈哺乳频繁，乳头疼甚至堵奶频发，大人累死宝宝却没长好"的问题就产生了。

月子里的宝宝养不好的典型状态就是——每觉只睡一小会儿，每顿奶也只吃几口就不吃了，进入了一个恶性循环，每次吃得少，睡得少，这就意味着清醒的时间也少，这样哺乳的时间间隔就没办法拉长。

已经乱了的作息规律怎么调整回来

如果宝宝还在月子里，其实很好调整。第一步先调整睡，改善睡眠环境，让宝宝睡舒服。"杀手锏"是抱睡或者趴睡。一般家庭抱睡都能让宝宝睡得沉、睡得长，先让他这一觉睡好。月子里的宝宝做到"保二争三"，尽量保 2 小时，争取 3 小时，这样宝宝醒转来时精神状态好，玩和吃奶的状况也会好转。有的宝宝在满月左右时已经严重睡不好了，大不了就抱着睡，几次之后也就能调过来了。

关于究竟能不能抱睡，能不能趴睡，推荐扫描下面二维码阅读实战文章。

月子里的宝宝不适合"吃—玩—睡"

有妈妈问："不是有个说法，要让宝宝'吃—玩—睡'，避免养成奶睡的习惯吗？"

首先，这个模式并不适用于月子里的宝宝。你想要宝宝吃完奶不睡

更多与吃奶频繁相关的内容
可以扫描二维码进一步了解。

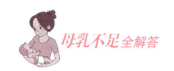
觉是行不通的，他吃完奶是要睡觉的，吃和睡没法分开。因为吃奶会有催眠作用（甚至对妈妈也有催眠作用）。

第二，尽管宝宝有些时候不吃奶也可以睡着，但是，月子里的宝宝如果一觉睡得长，睡两三个小时，期间他会不会饿呢？如果是睡前没有吃奶，很可能睡一个多小时就饿了，就会醒来，这样你就必须要哺乳，因为他是饿醒的。而月子里的宝宝清醒的时间本来就很短，再去吃顿奶，很快就吃饱了，在吃饱的情况下不适合玩或活动，容易吐奶。再加上宝宝吃饱后自己也不愿意动，所以醒着的时光就是这样静静地躺着，没什么消耗。等到他吃奶后差不多半小时可以运动的时候，也该困了，只能哄睡了。这时就会出现因为消耗不多，所以入睡不快，睡着也不够沉的情况。

本来入睡的时候就相对睡得不沉，再加上已经是睡前半小时吃的奶，还没睡到足够久就又饿了，所以不得不无奈地醒了，然后又继续这样的循环。

月子里的宝宝睡眠不可能像满月后宝宝那么规律，月子里的宝宝睡眠规律并不体现在睡眠时间间隔一致，也不体现在白天几点睡几点醒，而是体现在：① 每天早上清醒时间基本固定；② 晚上入睡时间基本固定；③ 白天基本按需喂养。做到这几点，月子里的宝宝基本就实现了规律的睡眠，也可以同时实现最佳喂养和体重最佳增长！

总的来说，如果你想要月子里的宝宝养成一个比较规律的睡眠，那你就一定要注意哺乳时间和睡眠的配合。月子里的宝宝吃奶和睡眠一定是联系在一起的，不能分割来看。月子里的宝宝睡得好，对他月子里体重合理增长是非常重要的。月子里的宝宝的基础代谢、能量消耗都比较高，吃奶吸收的能量，要用来维持自己的心跳、呼吸、正常的代谢，如果消耗很多能量，再比别的宝宝睡得少一些，那么他的体重势必就不会实现最佳的增长。

更多与哺乳"催眠"相关的内容可以扫描二维码进一步了解。

8. 避免厌奶，让宝宝动起来

其实很多所谓的"厌奶"宝宝，只是因为缺乏运动（无论是体力运动还是脑力运动），热量消耗太少，不需要多吃而已。而运动少，又往往是因为"没什么有意思的事情可做"。时间长了，宝宝自己也觉得好无聊啊。

下面总结了一些新手父母容易犯的错误，看看有没有你熟悉的场景。

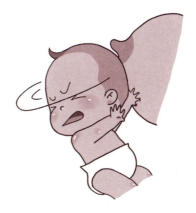

厌奶

场景1. 宝宝每天躺着，大人不敢抱，更不敢竖抱

你想过让宝宝整天对着天花板他有多无聊吗？正确安全地竖抱宝宝，四处走走，可以开阔宝宝的视野，增长他的见识，还能消耗体能。

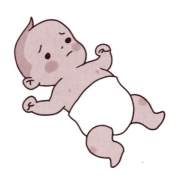

安静躺着

场景2. 宝宝只有几个摇铃抓着玩，乐子太少

稍大一些的宝宝，小手需要有抓握、触碰的机会，也要有目的的挥舞等运动。他需要接触大量的安全物品，尤其是生活用品。即便不考虑运动消耗宝宝热量能够促进他多吃，也要考虑宝宝大脑和运动能力发育发展的需求。

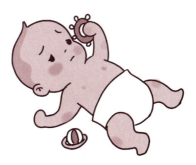

简单的玩具

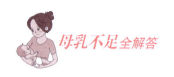

场景3 不让宝宝学趴，"剥夺"宝宝学习、运动的机会……

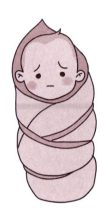

宝宝的能力都是慢慢发展起来的，并不是一夜之间就会了。妈妈要经常辅助宝宝练习。月子里的宝宝就能趴了，根据宝宝的能力，大人可以慢慢调整宝宝趴的难度和时长，帮助宝宝练习趴。

俗语说，"三翻六坐七滚八爬"并不是到了那个月龄，才能让宝宝做这些运动，而是通常到这个月龄宝宝就已经能独立做到了。所以你需要做的是及时地给宝宝适当的辅助。

好无聊

宝宝坐着歪倒了，他会挣扎着重新坐好，或者干脆趴下去，又或者躺下来，这些都是在宝宝能力范围内的。只要环境安全，大人完全不需要急于帮助宝宝到达目的地，而是给宝宝一些自己努力的机会，给他一些微笑和鼓励，在必要时小小地协助下，以便让他更自由地运动。所以，快让他自己试着运动起来吧！

场景4 宝宝体重超重，妈妈还觉得宝宝吃不够，盲目追奶

这样做的结果是——宝宝真的厌奶了！

千万不要做让宝宝彻底厌奶的事儿，把宝宝"逼成"真厌奶！

有的宝宝体重都比出生时翻倍了，妈妈还在担心宝宝没吃够！询问宝宝的生活细节可以得知：宝

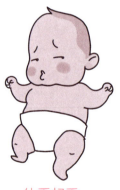

体重超重

更多与练习趴相关的内容可以扫描二维码进一步了解。

宝每天主要是看风景和偶尔的趴趴。如果不反思宝宝的作息，可能妈妈们都没意识到，这根本不是"奶不够"，分明是宝宝活动的需求没有被重视，能量没得到相应的消耗，难怪宝宝不是哭，就是不吃奶啊！

场景5. 被动操当作主动运动

虽然被动操也是一种运动，但是被动运动消耗热量的效率实在太低。与其说是宝宝运动，不如说是在运动大人。如果每天都是以这种低效能活动为主的所谓运动，宝宝体能当然消耗不足啊！

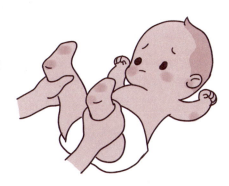

被动操

场景6. 带宝宝出门遛弯，缺少互动

带宝宝出去遛弯，很多时候，宝宝只是"围观"大人的活动、听大人聊天，躺在车里，或被抱在手上，安安静静地做个乖宝宝。你觉得宝宝这样动了吗？如果位置互换，你觉得这样的出门有意思吗？能消耗体能吗？

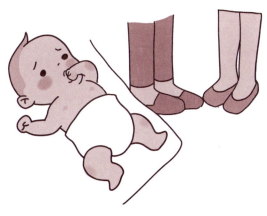

围观群众

更多与宝宝运动相关的内容可以扫描二维码进一步了解。

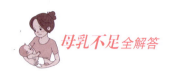

把宝宝抱起来，到处看看，近距离地看看花草树木，围墙栏杆高楼小动物，在安全的前提下摸一摸，感受一下，允许宝宝适当地"了解"一下。告诉宝宝，花儿好美好香，树真高真绿啊，小狗对你摇尾巴呢……这才是"长见识"啊。出去遛弯的主角是宝宝才对，这样积极地和宝宝互动，脑子就转起来了，也促进发育了，同时也消耗热量了。躺着或听着大人唠嗑发呆的话，能给宝宝什么样的锻炼呢？

场景7.逗宝宝玩，不让宝宝自己玩

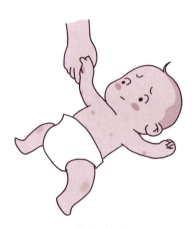

逗宝宝玩

逗宝宝玩，大人是挺开心的，但这可不是陪宝宝玩儿，这是拿宝宝当玩具玩呢。大人喜欢宝宝可以理解，但如果认为逗宝宝就当是陪宝宝玩，宝宝如果会说话，你猜他会说啥？

给宝宝独处的时间，不要总是去娱乐宝宝，让宝宝有机会自己去发现有趣的事物，关注和探索他感兴趣的东西。这是最好的学习方式，也最能让宝宝自主运动身体和大脑。如果宝宝喜欢你陪着，就在宝宝身边减少点自己的存在感吧。逗宝宝玩，给宝宝演节目，宝宝的经历也就相当于成年人看了一天的电视，真的很难吃好、睡好。

如果你也是成天只会"喂""抱""哄"这3项的妈妈，如果你也是不爱玩、不会玩、也不大运动的妈妈，宝宝厌奶的可能性就大大增加啦！高效运动赶紧做起来！

更多与厌奶相关的信息可以扫描二维码进一步了解。

9. 母乳不足可别盲目"挂喂"

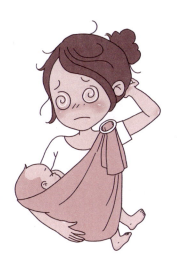

发现泌乳量减少了怎么办？有的妈妈会长时间哺乳，或者过于频繁地哺乳，感觉宝宝一整天几乎都挂在妈妈身上吃奶，被形象地称为"挂喂"。要是你还在试图用"挂喂"来解决母乳不足，快快停下来。"挂喂"不一定能促进泌乳，却很可能对妈妈的乳房造成很大伤害。

"挂喂"导致泌乳量不升反降

哺乳过于频繁，乳头、乳晕就会被吃肿。宝宝的吃奶间隔时间如果低于2小时就算频繁了，如果间隔时间只有1小时，那就算很频繁了。乳头、乳晕处的皮肤又薄又嫩，禁不起折腾。过于频繁地哺乳，用不了一两天乳头、乳晕就会被吃肿。宝宝吃奶时乱扯乳头正是因为乳头、乳晕肿了，乳汁不能顺畅地流出来导致的。所以，"挂喂"的结果就是：宝宝越吃，妈妈乳房越肿，越肿宝宝越扯，越扯乳房就肿得越厉害。

乳房肿了，出不来的乳汁就变成硬块了

如果把整个乳房比作装满奶的大房子，那乳头就是房间的大门。乳头、乳晕肿了就相当于大门被关上一半，相当一部分乳汁排出受到了阻碍。一两天下来，这些出不来的乳汁就堵在乳房里，变成了硬块。如果堵的乳汁特别多，妈妈还会觉得硬块位置胀胀的有些疼。这样不仅会让妈妈的身体不舒服，还会产生很多担心：担心硬块会不会变成乳腺炎，提心吊胆不敢吃肉喝汤，不敢抱宝宝怕压到乳房上的硬块……总之，"挂喂"不仅没解决母乳不足的问题，麻烦还更多了。

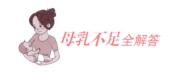

乳房上持续有硬块，泌乳量就会下降

乳房上如果反复出现硬块有1周以上，妈妈的泌乳量就会下降。原理就像有的人回奶一样，不喂宝宝了，乳房胀几天奶就会逐渐"憋"回去。虽然每次宝宝吃奶，妈妈也能正常泌乳，但是硬块位置的泌乳能力就下降了，所以总的泌乳量变少啦。

3步清除"挂喂"影响，提升泌乳量

那已经走了弯路，"挂喂"了一段时间的妈妈应该怎么办呢？

第1步 把硬块里的堵奶排出来，恢复泌乳能力。宝宝要想吃得安稳，吃得满足，前提就是妈妈乳房产的乳汁充足。不然宝宝嫌乳汁出来得慢出来得少，吃奶拉扯，就又陷入到"吃肿—堵奶—泌乳量下降"的循环里了。提醒妈妈们，排堵奶要请专业的哺乳指导，自己揉或老公揉如果力度掌握不好，反而容易揉伤甚至揉出乳腺炎。

第2步 调整哺乳间隔时间和每次的哺乳时长。至少要拉长到两三个小时1次。哺乳时间两边加在一起最好在20分钟以内，最长也不要超过30分钟。这样才能让被吃肿的乳头、乳晕有时间自我修复。乳头、乳晕消肿之后，宝宝才能吃到更多的乳汁，才能吃得安稳。

第3步 还要安排好宝宝玩耍和睡觉的时间。想让宝宝吃奶的时候使力气，不拉扯损伤乳房，除了按上面做到延长哺乳间隔时间，还要让宝宝白天玩耍得有意思、玩得够累。能量消耗了，该吃奶的时候宝宝的肚子已经空了，才会专心地吃奶不拉扯。

让宝宝的睡眠有规律，是为了吃奶的时候有精神。之所以这么说，是因为有些妈妈"挂喂"的时候，宝宝几乎一整天总在吃奶，没有时间好好睡个觉，所以吃奶的时候没吃几口就困了。宝宝迷迷糊糊吃奶时，容易含不住乳房，这样吃奶也容易把乳头吃肿。所以，让宝宝睡得好，才能精力充沛地吃奶。

母乳不足可别盲目"挂喂"。最好找专业的哺乳指导来评估一下，看看当下用什么方法追奶好，这样才更有效果。

第5章

提升奶量的专业方法

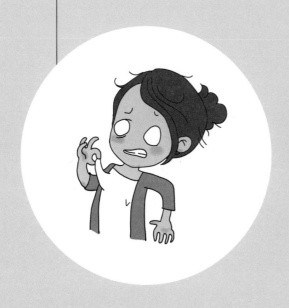

"母乳不足"的妈妈是不是只要对照本书前几章的内容，根据所说的解决方法照着做就行了？如果妈妈能够在问题刚刚发生的时候就采取正确措施，那是有可能的。可是大多数妈妈是等到情况变复杂之后才意识到问题严重了，或者采取的措施不当。很多追奶的妈妈最终无法实现目标，原因大抵也就出在这里。从专业哺乳指导的角度来说，要为一个妈妈解决"母乳不足"，需要详细了解妈妈各相关方面的情况，通过充分交流和确认之后，再给出妈妈切实可行的解决方案。本章将通过几个不同案例为您展示专业哺乳指导是怎样帮助妈妈攻克"母乳不足"的。

1. 方法对了，7天实现纯母乳

一位从宝宝出生就母乳不足的妈妈，尝试寻求哺乳指导的帮助。求助时，宝宝1个月11天，妈妈母乳不足也有这么长时间。宝宝出生后就是混合喂养，妈妈尝试喝各种下奶汤、下奶茶、下奶中药……月嫂也经常帮忙排奶。从宝宝25天开始"挂喂"追奶，只要宝宝肯吃就抓住一切机会哺乳。结果，没想到泌乳量越来越少。宝宝开始拉扯乳头，扯不出来就干脆含着，也没吞咽了，吃一小会儿就睡觉。

自从"挂喂"追奶，妈妈每天的生活变成了吃吃睡睡反复哺乳。妈妈太累了就给宝宝加奶粉让自己休息。虽然奶粉加得不多，一天3次，每次80毫升，但这种疲惫不堪又看不到进展的喂奶让她很崩溃。

科学诊断，找到原因

这位妈妈之前努力1个多月都没效果，是因为方法"不对症"，很多"追奶"的母乳妈妈都是这么失败的。

泌乳少，总不能埋怨新妈妈下奶汤、下奶茶、下奶中药吃少了，月

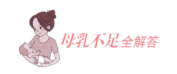

嫂排奶排少了吧！可是在吃这些东西和排奶之前，全家人并不知道乳汁分泌不足真正的原因在哪里。开始"挂喂"之前，宝宝吃奶的频率也很正常。虽然没找到问题所在，但是听说过一些能增加泌乳量的方法，就挨个试试吧——这样的做法在追奶妈妈中还是挺普遍的。

先要找到泌乳少的原因，找到原因才能对症下药。

哺乳指导除了要了解这位妈妈的每日哺乳次数和时长、宝宝吃奶表现之外，还要了解妈妈的乳房的情况。很多时候，妈妈们不经意间的做法其实会造成喂养困难，但自己却并不知道，因此也就想不起来主动告诉哺乳指导。检查乳房，了解乳房的状况，是寻找母乳不足原因时重要的一步。

乳房检查——出奶不畅，间接造成母乳不足

哺乳指导检查这位妈妈的乳头、乳晕，已严重水肿，皮肤很薄，甚至发亮，颜色粉嫩，手感变硬，处于一种拉扯磨伤的状态。这是怎么造成的呢？妈妈反映是慢慢肿起来的，追溯原因，除了宝宝吃奶时经常拉扯，还有一个重要因素是月嫂用拉扯乳头的方式排奶。

肿胀的组织挤压输乳孔和乳腺管，使它们变窄，出奶就不顺畅了。除了"奶阵"的时候乳房能主动往外喷射，其他时候挤奶乳汁都只能缓缓渗出。这意味着宝宝在"奶阵"过后几乎吃不到什么奶了，于是不满意地拉扯乳头。而越拉扯乳头越肿，越肿越不出奶，宝宝就越要拉扯，形成了一个恶性循环。

不要小看这个恶性循环的影响。往往妈妈的乳汁还没被宝宝充分吃出来呢，宝宝就没耐心再继续吃了。乳房分泌了乳汁，却总是没被充分吸出，滞留在乳房里的乳汁会让乳房"误以为"自己分泌的乳汁太多，宝宝吃不完。这样泌乳量就不会提升，甚至会缓慢降低。如果滞留的乳汁量比较大，占据的乳腺组织比较多，还意味着每次哺乳时有些乳腺组织就暂时"不参与"泌乳。这样的情况下，泌乳量还会出现比较快的下降。

那么能不能通过"让宝宝多吃"把这些乳汁吃出去，让泌乳量再上来呢？不能。因为严重的乳头、乳晕水肿造成的乳汁滞留往往会让乳房根部胀鼓鼓的，乳房会开启"自我保护程序"把乳汁里的水分吸收

回去一些来缓解胀痛不适，于是乳汁变黏稠了些。一段时间之后就黏稠得不容易被宝宝吸出去了，甚至哺乳指导通乳时也要慢慢把这些乳汁按摩上来才能排出去。这样宝宝吃不出去的乳汁滞留，称为"乳汁淤积"。

泌乳评估——妈妈的泌乳能力很好

哺乳指导在妈妈"奶阵"来的时候挤奶观察，发现"奶阵"持续2分钟左右，这是正常的"奶阵"时长，每个乳房会喷出5根左右奶线，这也是正常的奶线数量。妈妈的乳房整体也有充盈感，腺体都处在正常的泌乳状态。这些都说明妈妈绝对不是"天生奶少""奶少体质"，泌乳能力正常，能实现纯母乳喂养。

只是"奶阵"间隔比较长，先来1～2个持续2分钟的"奶阵"，然后要等10分钟以上才来第二拨"奶阵"。所以，宝宝吃了三五分钟后就吃不到了，此时还没吃饱呢，着急接着吃，而10分钟的等待时间太挑战宝宝耐心了。这给了妈妈一种"奶不够吃"的印象。

实际上，如果"奶阵"间隔时间恢复正常，宝宝完全可以在有耐心的时候从妈妈乳房吃到足够多的乳汁，这就可以纯母乳了！

而"奶阵"间隔时间太长的原因，同样是乳头、乳晕的严重损伤。疼痛和不适感会抑制催产素的分泌，让"奶阵"来得慢。

综合乳房检查和泌乳评估的结果来看，乳头、乳晕的损伤才是宝宝吃不饱，妈妈泌乳量提升不上来的根本原因！那么，当务之急是让乳头、乳晕恢复正常，而"挂喂"、下奶汤和下奶茶，则可以停掉了。

有的放矢，解决问题

问题找到了，怎么解决呢？

乳头、乳晕的损伤原因有三：① 宝宝吃奶拉扯；② 月嫂排奶手法错误；③ 妈妈最近过于频繁和长时间的哺乳，也进一步加重了乳头、乳晕的磨损。

针对上述三种原因，第二种原因可以直接停掉，一和三则需要妥善解决。直接让妈妈拉长哺乳间隔时间可以吗？其实是不行的。只有乳房

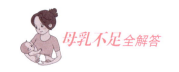

先恢复正常出奶了，宝宝才能每顿在乳房上吃饱，哺乳间隔时间才拉得开。不然宝宝吃得少，不够维持两三个小时不饿，硬去拉长间隔时间也不现实。

哺乳指导为这位妈妈设计了3步实现纯母乳的方案：

第1步：排出淤积，不让它们妨碍乳腺组织泌乳。

第2步：拉长哺乳间隔时间，缩短哺乳时间，养好乳头、乳晕，让出奶变顺畅。

第3步：辨别最佳哺乳时机。弄清楚什么时候哺乳宝宝最有胃口吃，什么时候宝宝虽然肯吃但其实更想被安抚或被哄睡，吃也不一定好好吃，还容易烦躁拉扯损伤乳头。这样，宝宝每一顿奶都能吃好、吃饱，妈妈乳房也不会受伤。

完成这3个步骤之后，妈妈不但可以纯母乳，而且还能一直持续下去。

辅导+鼓励，建立妈妈的信心

哺乳指导先用手法排出了乳房里的所有淤积，同时给乳晕和乳腺组织也做了轻柔按摩，帮助它们恢复原有的柔软和弹性。乳房护理的后半程，"奶阵"的间隔时间变短了，奶线喷射也变高了。妈妈当时就很惊喜，感到有了希望！

妈妈临走时，哺乳指导给她留了"作业"，回家延长哺乳间隔时间2～2.5小时，每次哺乳时间缩短到每边10分钟。这是因为淤积排出，每次哺乳的泌乳量会有上升，以妈妈目前的泌乳量，是可以延长哺乳间隔时间至2小时的。同时，这个"作业"也很必要，因为它为乳头、乳晕消肿恢复提供机会，是打破恶性循环的第一步。

妈妈回去后的反馈是宝宝明显吃得更好了，10分钟一直都在大口吞咽。喂完20分钟也不哭闹，竟然很顺利地过了2小时！全天只加了1次睡前奶80毫升，这位妈妈顺利减到只剩1顿奶粉，自己压根都没想到会这么顺利。

妈妈乳房此时的情况：乳晕消肿很快，已经恢复到基本不影响出奶了。挤奶时奶线由细变粗了，奶线由5根左右增加到了8根左右，没有"奶阵"时也有2根奶线。看到乳房的"出色表现"，妈妈很惊喜。根据妈妈当前的泌乳量，建议这位妈妈的哺乳间隔时间为2～3小时。同时也叮嘱妈妈，这几天只要宝宝可以自己玩，就不必着急哺乳，尽量避免哺乳安抚。对于妈妈来说，乳头、乳晕的恢复目前还是相对更重要。

泌乳评估。在第3次服务时间妈妈一过来就说，自己做到了3小时喂1次，每次20分钟，宝宝吃完后自己能把乳头吐出来不吃了。妈妈觉得自己奶够了，夜里不加奶粉一样睡得时间长，没影响。至此妈妈彻底相信自己奶够了，也非常有信心坚持纯母乳。

请爱护好乳头、乳晕——乳汁排出的交通要道

乳头、乳晕部位是乳汁向外运输的最后关卡。一旦受损、发生水肿，就会导致乳汁排出不畅，进而引发一系列乳房问题。妈妈们千万不要抱着"忍一忍就会好"的想法，强忍不适继续哺乳。及早"止损"才是正确的应对方式！

2. 破除"满月只长200克"的魔咒

有一位妈妈家里出了怪事：老大、老二满月时体重都只长200克，满月后体重都增长正常。

2017年夏，三妹在美国出生，出生体重3.4千克。产后一直母乳喂养，第3天体重生理性减重下降了10%。美国医生包括泌乳顾问（IBCLC）都要求添加配方奶。妈妈自己也觉得宝宝排出的尿量不够，胎便没排干净，而且像前两胎一样哺乳时乳头疼。但是，对于"不探究原因就添加配方奶"的方式，妈妈并不认同。她认为，要找到原因才能解

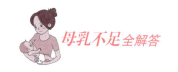

决问题，才是真正对妈妈和宝宝都有益的做法。同时妈妈也非常郁闷：为什么3个宝宝都出现这种状况？原因到底是什么？这位妈妈立刻通过网络求助了国内的资深哺乳指导。

3个宝宝月子里都是低体重，确实有原因

收到这位妈妈的求助，国内哺乳指导请妈妈提供哺乳照片和视频，经过详细的信息收集，几位资深哺乳指导讨论后，告诉了妈妈月子里宝宝体重增长慢的真正原因：乳房特点→宝宝吸吮低效→体重长得慢。

乳腺靠前，乳头、乳晕之间没余地

妈妈的乳房特点是腺体紧致饱满，在重力作用下位置会比较靠前，多集中在乳房中部到乳晕之间的位置，这种外形上是可以看出来的。

这种乳房特点让乳晕下面组织比较集中、紧致，乳头、乳晕的皮肤也紧绷绷的，没什么弹性，新生儿含乳时就不容易固定住，特别容易滑脱。

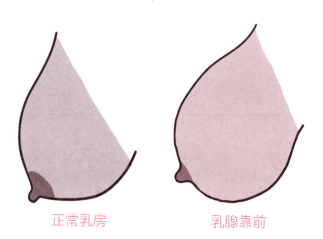

正常乳房　　　　　乳腺靠前

勒紧乳头，顾不上好好吸奶

这样紧绷绷的乳头、乳晕，新生儿在吸吮时就只能勉强含住乳头。为了保持住不滑脱，宝宝会"努力收紧整个一圈嘴唇"来夹住乳头，把

乳头根部和乳头勒得很紧。宝宝把力气都用在嘴唇勒乳头上，无法让整个口腔好好地吸吮乳房，也就无法顺畅地吸出更多乳汁。这就造成了妈妈哺乳疼、宝宝吃奶效率低的结果。

吃不好奶，消耗多，体重长不好

新生宝宝费力吃奶，却不能吃到满足，心情也是郁闷的，更容易哭闹。摄入少、不必要的消耗多，体重增长就直接受到了影响。

但随着宝宝嘴巴逐渐长大，也习惯了这样的乳头，宝宝才逐渐适应这个"对小宝宝不太友好"的特殊乳房。"难怪每次在月子里乳头都要破！宝宝也长得少！"妈妈感慨道。

调整姿势，三妹就能吃多了

找到了原因，就有办法改善了。哺乳指导建议妈妈：哺乳时不要让乳房垂下来，把乳房托高，让乳头、乳晕的位置高一些，同时最好身体往后靠。

这样做的目的是让乳腺往乳房根部靠近一些，离乳头远点，乳头、乳晕之间就有了空隙，宝宝含乳就有了余地。

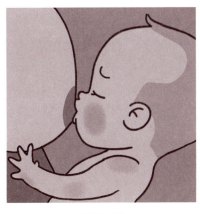
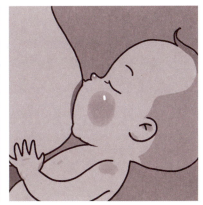

调整前　　　　　　　　　　　　　调整后

注意看宝宝嘴唇的变化，调整之前宝宝口周很紧张，调整之后宝宝口周自然放松。没几天，妈妈的乳头就不痛了，宝宝也能吃到更多母乳了。

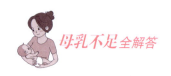

一定要上下唇外翻,才是正确含乳吗?

不是的。不管是否外翻,一旦宝宝口周紧张,就会造成拉扯,影响出奶。因此上下唇外翻、含住大部分乳晕,都不是正确含乳与否的标准。最重要的是:含乳时宝宝口周是放松状态,才能在吸吮时让口腔自然均匀地用力,妈妈也不会感到乳头疼痛,乳汁排出顺畅,宝宝就能吃到更多母乳。

吃奶不再痛,宝宝满月长0.5千克

知道该如何调整后,妈妈就没有再按照医生要求添加配方奶,而是根据哺乳指导给出的调整建议继续哺乳。

吃好、睡好,帮助长体重

为了让三妹多长体重,妈妈就多搂多抱,甚至多抱睡,这样让三妹睡得好、少哭闹,减少不必要的体力消耗。

信任+认真执行,让改善快速见效

找到原因后,如果没有专业人员在身边手把手地辅导,要想调整到位,对于普通妈妈来说,也不是一件容易的事。庆幸的是这位妈妈知识过硬,也纯母乳喂养过两个宝宝,熟悉哺乳和安抚的技巧,同时妈妈心态好,信任哺乳指导,才能独立执行并很快见效。

最安心的月子,满月长0.5千克

满月时体检宝宝体重已达到3.9千克,比出生体重增长了0.5千克,比生理性减重最低值增长了0.8千克。虽然这个增长幅度对别的宝宝来说并不算多,但对于这位妈妈来说,已经是相当满足了!她说:"三妹比前两个娃都好带多了,我的心理状态也比前两次好很多。这次是史上压力最小的一次哺乳体验。"

哺乳有困难时,妈妈该怎么办?

搞清原因很重要

当妈妈遇到哺乳瓶颈时,除了考虑是否添加配方奶,妈妈更要找原因。不找原因、不改善,会影响妈妈的"母乳之路",也会让宝宝错失了最珍贵的母乳。只有找到原因,才能做出最佳的选择,给宝宝更好的养育。

新手父母本脆弱,该求助时莫迟疑

初为人父母时是非常迷茫和脆弱的,当身陷喂养困难时,当各种方法都试了没效果时,别再犹豫,尽快联系专业人员支援自己,帮助自己和宝宝尽早脱离困境。要知道,越早求助越容易改善,有专业人员的帮助肯定比妈妈自己尝试各种方法更有效,才能给宝宝当下最好的照料。

信任+良好的沟通,关乎改善效果

选择你信赖的哺乳指导,和她详细探讨方案,认真执行能做到的建议,及时沟通不能做到的建议。解决哺乳问题需要持续努力,量力而行。如果各种方法都尝试,却都浅尝辄止,效果就不好。

3. 特殊的乳腺需要"对症"哺乳

有位妈妈养育第1胎和第2胎时都在宝宝五六个月时"神秘"地没奶了。第3胎3个月的时候,妈妈向哺乳指导求助,她不希望在五六个月时乳汁又莫名地消失,希望能纯母乳并喂得久一点。

她能实现吗?头两胎的母乳最终去哪了呢?

这位妈妈3次都是在美国生产的。妈妈对美国医院里的母乳喂养指

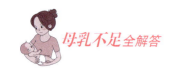

导服务这样评价：确实比国内医院服务更周到。生产后，先是医生和护士来嘱咐，第3次生产后不仅护士指导更具体了，还来了泌乳顾问。几个泌乳顾问的指导方法和经验是不同的，有的询问喂了几次，大小便多少，有没有哺乳问题，有的则仔细教她哺乳姿势。

已经是给第3个宝宝哺乳了，妈妈很清楚用怎样的姿势哺乳舒服，怎么通过大小便量判断摄入，怎么照顾宝宝。虽然前两胎都是混合喂养，也都是喂到五六个月乳汁变少然后就彻底没有了，但这一次既然经验已经丰富了很多，妈妈想喂久一点，更是在月子里非常严格地根据"大小便够了就是吃够了"的原则没有添加奶粉。

然而，尽管每天的大小便量都够了，满月时宝宝却几乎没怎么长体重。于是，按照美国儿科医生的建议，妈妈给宝宝添加了奶粉，先确保宝宝生长发育。

接下来的两个多月，妈妈非常小心地混合喂养，严格控制奶粉，希望避免"母乳喂着喂着就没了"的情况再次出现。

宝宝接近4月龄，乳汁又像前两胎那样出现了少下来的迹象。宝宝连续吞咽的时间短了，吃完母乳显得不满足。妈妈觉得自己一定要找人帮助自己了，不然的话很可能又像前两胎那样，到了宝宝五六个月泌乳就基本停止了。

泌乳减少的真相

当她带着宝宝来求助时，哺乳指导发现，她的宝宝睡眠良好，作息规律，好哄好带，完全没有那种跟着妈妈一起追奶的宝宝们常见的情绪不好、爱哭闹、睡眠零碎不规律、要经常抱着放不下的表现。而妈妈也没有很多追奶妈妈常见的乳头、乳晕红肿、乳房淤积遍布等情况。这在追奶妈妈中是非常罕见的。

她没喝各种下奶汤，没找人催乳，没"挂喂"，没因为宝宝长得少就抓住一切机会能喂就喂。她也很会安抚宝宝，明白宝宝各种表现是什么意思。所以，宝宝无论是该吃，该睡还是该玩，妈妈都按照宝宝的需求来提供照顾了。虽然一直是躺喂，宝宝吃奶时稍微有点肚皮朝天，没有和妈妈贴得很紧，但也确实是标准的双唇外翻，含住一大口乳晕。

所以，和辅导那些"什么办法都试过了"的追奶妈妈比起来，对她的辅导基本不包含任何纠错。因为她就没做过任何错误的追奶尝试。

妈妈的疑问

- 没有不当添加配方奶，哺乳时机把握得很好，哺乳次数足够，大小便量也够，哺乳姿势和宝宝的含乳看起来没问题，可满月怎么就没怎么长体重呢？
- 已经非常谨慎控制配方奶量和顿数的情况下，母乳为什么还是越来越少？
- 现在母乳量到底多少？
- 还有没有希望纯母乳喂养？

看起来，妈妈的母乳量是个"迷一样的存在"。哺乳指导先为妈妈检查乳房，评估乳房的泌乳。

从外观上初步看，妈妈的乳房和已经断奶的乳房比较相似，不充盈，不胀。手诊的时候也是这样，乳房整体摸起来没有乳腺组织充盈的感觉，和绝大多数哺乳期的乳房非常不同。尝试挤奶，乳汁也是溢出来而不是喷出来。然而，这种近似泌乳已经结束的外观和手感，和妈妈每天哺乳的情况是对应不上的，因为宝宝每次吃奶都能吃到"奶阵"，都有不少连续的吞咽。这说明，妈妈的乳房应该仍然是处在良好的泌乳状态的。检查到乳房外侧边缘的时候，哺乳指导经过仔细检查发现妈妈乳晕下乳汁富集的位置比多数妈妈要更深一些，意味着宝宝含乳晕的时候需要含得更深才能有效移出乳汁。这比绝大多数妈妈乳晕下乳腺管的位置都深。这样的乳房生理特点意味着，宝宝吃奶的时候尽管含住了一大口乳晕，但仍然没法对乳晕位置的乳腺管形成很好的挤压，那么就基本上只能吃到"奶阵"来时乳房主动"挤"进嘴里的乳汁。"奶阵"一旦过去，就很难吃出乳

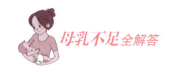

汁，也不容易刺激出下一个"奶阵"来。

总结起来，妈妈的泌乳能力一点问题也没有，产后初期的泌乳应该也是充足的，但她乳房的生理特点决定了宝宝要吃到乳汁并不容易。

母乳逐渐变少的原因弄清楚了

妈妈乳房的生理特点如此，宝宝要吃到充足的乳汁就不那么容易。只有宝宝下巴能紧紧贴合乳房，甚至下颚压进大而松软的乳房体里的姿势才能让他吃充分。妈妈一直躺喂，宝宝下巴和妈妈乳房的贴合程度比较一般。这种贴合程度可以让绝大多数妈妈把宝宝喂得月子里增重基本合理，但对于这位妈妈来说，就不足以达成这个目标了。

所以，月子里虽然大小便的量达到了最少次数的标准，但这只意味着宝宝吃到了保证基本发育的量。至于吃得充足到足以让宝宝旺盛生长的程度，那是达不到的。乳房连续几个月得不到充分的吸吮，分泌出来的乳汁不能被充分排出，泌乳自然也就逐渐减少了。

乳房外侧边缘之所以摸起来最充盈，是因为她在侧躺哺乳时宝宝嘴巴对这个方向的乳晕挤压得更好，这里比较容易被充分吸吮，乳腺组织也就处在最好的泌乳状态。而乳房中部和靠近乳晕的乳腺组织已经不是旺盛泌乳的乳腺组织那种膨胀充盈的手感了，说明这里的泌乳已经明显减少，乳腺组织"认为"宝宝不再需要吃那么多乳汁，自己可以逐渐结束泌乳"工作"了。如果妈妈再晚来一两个月，母乳真的就没有了。生前两个宝宝的时候，差不多也就是从这个时候开始泌乳量逐渐减少直至没有的。

提升泌乳量的方案

首先，让停止泌乳的乳房重新开始泌乳。很大一部分乳腺组织已经处在减少泌乳慢慢回奶的状态了，要让它们重新开始旺盛泌乳仅靠宝宝多吃是不够的。在西方国家，医生往往不得不给妈妈服用药物多潘立酮来辅助（副作用和风险还是有的）。

其次，帮助谨慎减少配方奶的妈妈安心做决定。妈妈有过2次混合喂养并且母乳很早就回掉的经历，对于母乳多起来这件事虽然很向往但并没有抱太大期望，再加上对宝宝体重的担心，哺乳指导预料妈妈在减少配方奶这件事上会更谨慎保守一些。

所以，哺乳指导给妈妈制订了计划，准备用一个月时间循序渐进，实现稳定安心的纯母乳喂养。

通乳+辅导半躺式以提升泌乳量

找到泌乳量减少的原因后，哺乳指导先给妈妈做了通乳和催乳，并辅导妈妈学会用半躺式哺乳。

为什么要先做通乳呢？因为这是提升泌乳量的前提。

乳房的部分位置因为几个月没有得到有效排空，已经出现乳汁黏稠不容易被宝宝吃出的情况，摸起来是大大小小的片状，比邻近位置要硬一些，按压有酸痛的感觉。这就是"乳汁淤积"了。这位妈妈的乳房又比较大，乳腺管输送乳汁的"路程"相对更长，那么乳腺管远端位置就是乳汁淤积最容易产生的位置了。乳汁被分泌出来后一直留在乳腺管和泌乳腺泡里，不仅泌乳抑制因子（乳汁里本来就有的一种成分）会开始让腺泡减少泌乳，这些黏稠的乳汁本身也会阻碍新分泌的乳汁流向乳头，那么被淤积影响到的乳腺组织实际上就没有参与每次哺乳了。这就会造成乳房虽然摸起来明明没被吃空，但宝宝却吃不出，妈妈的泌乳量也逐渐减少。通乳排淤积之后，乳房才会恢复到全部乳腺组织都参与每次哺乳的状态。

因为妈妈没有类似"挂喂"这样不当的追奶经历，所以乳头、乳晕没有红肿现象，乳汁流出顺畅，这些淤积的乳汁就很容易排出，一次护理就彻底排完了。排完之后，乳汁流出就更顺畅了。在此基础上，哺乳指导辅导妈妈调整哺乳姿势，妈妈很快掌握了半躺式的要领，宝宝吃上之后很快就吃出来一个"奶阵"。

泌乳量已有提升，催乳+辅导更多姿势，充分刺激泌乳

第2次服务是在第1次服务的4天后，任务首先是检查布置给妈妈的"作业"，也检查泌乳量增加的效果，然后为妈妈做催乳，辅导交叉摇篮式和侧躺哺乳的要领。

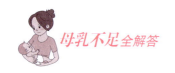

妈妈"作业"完成得很好，做到了多喝水和增加运动，宝宝吃奶也乖。妈妈明显地感觉到宝宝吃奶时吞咽的时间变长了！

检查乳房的时候没有发现新的淤积，乳房外侧根部原本泌乳较多的位置比之前更充盈了一些，说明乳汁变多了。催乳按摩的时候，从乳汁喷出来的效果看，泌乳量更是有明显增长。

半躺式姿势可以让宝宝的下巴更好地压向乳晕，是妈妈最容易学会的有利于充分吸吮的做法。其他的哺乳姿势当然也都可以做到让宝宝含得更深，只是需要稍微多掌握一些要领。所以，这次哺乳指导教妈妈进一步学会交叉摇篮式和侧躺哺乳怎样做到让宝宝含得更深，这样妈妈可以用更多的姿势哺乳，乳房各个区域的乳汁也就都能充分排空了。哺乳指导临走的时候嘱咐妈妈仍然按需哺乳就好，配方奶量可以适当减少。

泌乳量上升，鼓励开始减奶粉

第3次服务是在第2次服务的3天后。这次主要是帮妈妈了解泌乳量增加的情况，以便她对减少配方奶的进度有个更安心的把握，并继续做催乳。

针对妈妈工作比较忙的情况，这次哺乳指导在服务里为她详细讲解了为什么每天的亲喂次数一定要有保证，也建议她配方奶可以正式减掉一顿。

这次临走时，哺乳指导没告诉妈妈她的乳房接下来会怎样。结果第4次来的时候妈妈自己问了，为什么我觉得乳房外侧根部按上去有点疼呢，是不是堵了？其实并不是堵了，而是泌乳量有了实质性的增加，这里涨奶了！同时这也是个信号，妈妈一定要增加亲喂次数，并逐渐减少配方奶次数，不然乳汁分泌了却没被吃掉，乳汁里的泌乳抑制因子又要"提醒"乳房减少泌乳了。

分析作息，进一步减奶粉

第4次服务是在上次服务的1周后。哺乳指导先检查妈妈乳房通畅情况和泌乳量，继续为妈妈催乳，并且分析了宝宝的一日作息，通过喂养次数和大小便情况来评估下一顿奶粉什么时候减。

哺乳指导发现两侧根部都出现了淤积。一问，原来是妈妈白天比之前忙，经常要外出。虽然宝宝吸吮仍然很充分，但亲喂次数没增加，最后剩下的每天一顿配方奶也没减。可是乳房的泌乳量已经上来了，这一个星期里乳汁没有被充分吃出去，又形成了少许新的淤积。

这些淤积本身不是大问题，如果妈妈马上开始充分亲喂是可以逐渐被宝宝吃掉的，毕竟形成的时间还很短，乳汁也不黏稠。哺乳指导向这位妈妈很仔细地讲解淤积形成的原因和时间，因为这对于妈妈了解自己泌乳量增加的进度是非常重要的。而且这些淤积该怎么处理，接下来怎样预防由同样原因形成的更多淤积，也要征求妈妈的意见。

妈妈表示暂时没法增加亲喂次数也没法进一步减奶粉，于是哺乳指导决定这次不继续做催乳按摩，因为泌乳量已经可以满足宝宝的需求，继续增加泌乳量没有意义，反而还会因为亲喂次数不能增加而产生更多淤积。哺乳指导教妈妈哺乳的时候托起乳房，并轻轻挤压乳房根部，帮助根部的乳汁快速流出，也叮嘱妈妈配方奶量要控制在一天只喂一顿，避免形成新淤积。

坦诚沟通后，哺乳指导和哺乳妈妈共同制订计划

这是方案里最后一次服务了。这次妈妈带回来的"作业"完成得很好，这周基本每天都只喂了1顿配方奶。两边乳房的淤积都比上次面积小，程度轻，按摩排奶时的出奶量比上次还有进一步增加。

妈妈经过一周的考虑，决定暂时留下这顿奶粉，方便自己工作和外出。纯母乳的目标看起来是完全可以实现的——如果妈妈愿意减少工作和外出时间，拿出一些时间来吸奶背奶的话。这位妈妈综合考虑了工作和照顾另外两个宝宝的需要，保留自己的休息时间之后，觉得还是现在这样最好。

给追奶妈妈的四点启发

◎ 追奶之前，要先搞清楚宝宝吃不饱的原因是什么。单纯提高泌乳量，不能确保宝宝吃饱、睡好、长肉。

◎ 任何追奶方法都可以是有效的，但如果方法"不对症"和使用得不合时宜，反而会给哺乳造成新的困难。比如频繁哺乳如果没有以按

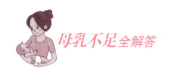

需哺乳为前提，那么唯一的"作用"就是把乳头、乳晕吃肿，使乳汁流出更加不顺畅；减少配方奶如果没有弄清楚自己泌乳量的缺口，就会导致妈妈一边心里没底一边不停鼓励自己，焦虑感反而会抑制乳汁分泌。

◎ 妈妈对宝宝的爱无需证明，无论你是不是纯母乳。追奶只是提升泌乳量、减少配方奶、适应新的喂养方式而已，别给追奶附上太多的目的，也别为难自己。

4. 双胞胎妈妈也可以轻松哺乳

双胞胎可以纯母乳喂养吗？有人也许会说，养一个宝宝母乳都还不够吃，两个怎么可能？可是，双胞胎是真的能够纯母乳喂养的。有一位第二胎生了双胞胎的妈妈，从哺乳指导这里掌握了正确的方法后，不但很快实现了纯母乳，还从疲惫不堪中解脱出来，变得比以前轻松多了。

当双胞胎妈妈来寻求哺乳指导帮助的时候是产后46天，曾经有过一段时间纯母乳喂养两个宝宝，但是因为哺乳时间特别长，两个宝宝轮番哺乳妈妈无法承受，宝宝体重增长又不理想，后改为吸出瓶喂+配方奶混合喂养。满月时宝宝体重增长0.75千克。看到宝宝体重增长达标以后，妈妈觉得这样吸出来再加配方奶喂太麻烦了，还是想尝试纯母乳亲喂。

经过检查妈妈泌乳情况，哺乳指导发现妈妈的泌乳量很好，比单胎的妈妈要多一些，但是以目前状态要一次喂饱两个宝宝还是有困难。妈妈的优势是乳房里的腺体特别多，泌乳基础好，淤积的面积也很大，彻底疏通之后泌乳量就能明显提升。如果喂养方法科学，宝宝和妈妈配合得好还是很有可能实现纯母乳的。

一起喂，是双胞胎纯母乳成功的关键

妈妈既然产后有过一段时间纯母乳喂养两个宝宝，后来为什么会失败呢？原来纯母乳的喂养方式，采用的是一个宝宝先吃完两边乳房，再换另外一个宝宝去吃。这种喂法非常不利双胞胎喂养，因为乳房泌乳通常都是前面"奶阵"大，后面"奶阵"小，越到后面"奶阵"就越小。所以第一个宝宝也许能很快吃饱了，但是第二个宝宝就吃得少了，不容易很快吃饱，吃奶的时间也长，会饿得快，造成两个宝宝饥饿感不同步，妈妈总在哺乳中，也会很累。同时妈妈和宝宝也都休息不好，吃奶时间长乳头也肿了，出奶量越来越少。宝宝吃得少了，长时间吃奶的体力消耗可没降低，体重增长慢，妈妈也很难坚持，这才导致第一次纯母乳喂养失败。

找到了第一次纯母乳喂养失败的原因，哺乳指导开始给妈妈做调整，首先要恢复乳房的通畅。恢复乳房通畅以后泌乳量也有了一定的提升，接下来最关键的就是教会妈妈尽量两个宝宝同时哺乳。哺乳指导教妈妈用橄榄球式和半躺式同时喂两个宝宝。然后根据妈妈家里的实际情况，先白天几顿一起亲喂。两个宝宝一起吃的时候两边乳房是同时来"奶阵"的，这样喂起来就会比较省力，"奶阵"也会来得更快，身体也得到了"这是两个宝宝在吃奶"的信号，会产出更多的乳汁。大宝和二宝的吃奶表现也不一样，二宝吃奶比大宝更好更用力一些。两个宝宝一起吃的时候，因为两边"奶阵"一起来，大宝也能吃到二宝刺激出来的"奶阵"，就比自己吃要省力和吃得多。

刚开始的时候大宝和二宝饥饿的时间并不同步，大宝吃完还需要添加一些配方奶，坚持了几天以后大宝和二宝饥饿的时间开始同步，大宝也越吃越好，白天不需要添加配方奶了。

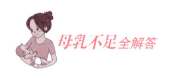
借助双胞胎哺乳枕，让同时哺乳更容易操作

同时喂两个宝宝是件比较困难的事情。刚开始操作的时候，妈妈表示宝宝的身子不好支撑，经常窝着，夹着两个宝宝也比较困难。哺乳指导建议妈妈使用双胞胎专用的哺乳枕，借助工具的帮助一下子就让同时哺乳变得容易操作起来，妈妈也能比较轻松地哺乳了。

保证睡眠质量，吃饱睡好才能长得好

同时吃解决了，还要养成同时睡。两个宝宝的作息要尽量调整到一致，这样带起来才能更省力和轻松。同时还要保证两个宝宝的睡眠质量，让宝宝白天一觉能睡到1.5 ～ 2小时，休息充分吃饱睡足，体重才能长得好。

经过2周左右的调整，妈妈哺乳越来越熟练，宝宝吃奶也越来越快，10分钟就不吃了。妈妈逐渐把同时哺乳从白天延伸到了晚上。老大经过锻炼，吸吮也越来越好了，可以一次吃饱而不用加配方奶了。妈妈的泌乳量经过两个宝宝同时刺激很快也提升了，这样很快又实现了纯母乳。

第2个月到第3个月纯母乳的情况下，宝宝1个月长了1 000克，说明合理的哺乳作息安排是可以让宝宝的体重有更好的增长。

掌握了以上3个关键点，即使是双胞胎宝宝也能实现纯母乳喂养。家有双胞胎宝宝的妈妈如果正为这事烦恼，就可以对照自己的做法，用更有效的方式来喂养宝宝。

双胞胎哺乳，宝宝同步最重要

哺育1个宝宝，已经需要耗费妈妈相当多的时间和精力。两个宝宝如果行动不能同步，妈妈必然分身乏术，精疲力竭都未必能够兼顾。为了能够同时哺喂两个宝宝，妈妈务必要学习双胞胎哺乳的方法，有必要的话也应该充分利用辅助工具，省时又省力。

5. 哺乳指导追奶服务的10步流程

本书中给出的追奶案例看起来是不是挺简单？然而实际上，妈妈们追奶并不是件容易的事，很多妈妈并没有如愿达成纯母乳喂养，甚至都没能够维持住开始追奶时的泌乳量。她们在追奶过程中的努力、沮丧、希望和失望，还有"折腾宝宝"的内疚无不让人扼腕叹息。

有没有哺乳指导的帮助，区别就这么大吗？秘密就在于哺乳指导解决哺乳问题的专业思路。这一节是讲追奶策略的，希望能帮助你建立一点专业思维，少走弯路。

严格遵循十大环节，思路对效果才更好

书中提到的专业哺乳指导，在每次为妈妈服务时，都必须严格遵守"十大环节"的流程。

这十大环节绝对不是形式化的东西，而是经过哺乳指导数年为妈妈们制订服务方案实践证明的专业有效的方法。

环节1 收集孕产信息

为了不错过妈妈所需要的特别关照。

- 早产儿妈妈比足月儿妈妈更在意宝宝的体重和发育，服务的过程里要帮她监控这些。
- 错过"三早"（早接触、早吸吮、早开奶）的妈妈，可能更执着于在"追奶"成功，要帮她减轻心理负担。
- 照顾宝宝较少的妈妈，对宝宝的观察也少，辅导起来需要更多耐心。
……

这个初始环节比较短，一般5分钟就可以完成。这些基础信息可以帮助哺乳指导把可能有特殊需求的妈妈识别出来，并给予特别关照，而不是一开始就分析妈妈的哺乳问题。

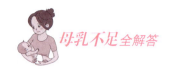

环节2　确认主诉

带着妈妈把"具体问题怎样才算得到了解决"的需求梳理清楚。怎么算解决了，妈妈说了算，哺乳指导负责达成。这一点不梳理清楚可不行，哺乳指导毕竟做不到和妈妈们"心有灵犀一点通"。每个妈妈的诉求都不同。比如，很多妈妈一开始只说"我奶少，想奶多一点"，就觉得自己已经把诉求表达清楚了。可是，奶少和奶少不一样：

- 因为不涨奶，所以认为奶少。
- 因为吸不出，所以认为奶少。
- 因为宝宝总是哭，所以认为奶少。
- 因为宝宝拉扯乳头，所以认为奶少。

……

搞清楚妈妈因为什么觉得奶少，哺乳指导才好相应解答。

妈妈们觉得"奶够了的表现"也是五花八门：

- 乳房总是沉甸甸。
- 一次能吸150毫升。
- 宝宝吃完就睡。
- 宝宝体重一直增长且增速不放缓。

……

搞清妈妈觉得怎么才算奶够吃，哺乳指导才知道努力到什么程度妈妈会满意。

妈妈们的性急程度各不相同：

- 有人希望3天就奶够。
- 有人希望1周能奶够。
- 有人希望半个月能奶够。

- 有人希望一次服务就奶够。

……

搞清楚妈妈的预期，哺乳指导才好判断这些预期理性不理性，客观不客观。

存在这么多的差异，如果哺乳指导不帮忙明确一下目标的话，很多妈妈连自己花钱了要看到什么具体进展都没想过，更没法衡量怎么才算问题已经得到解决。

弄清楚妈妈的主诉，还有个很重要的目的，就是识别出来妈妈们有没有：

- 搞错了自己遇到的问题。
- 目标和预期过高或过低。

如果有这样的情况，哺乳指导接下来也要辅导一番，一方面南辕北辙很糟糕，另一方面没有合理的期待值也是不行的。

问题确认清楚，目标明确了，接下来就该着手去解决了。

环节3　收集喂养信息

发生哺乳问题的原因，肯定藏在平时怎么哺乳当中。

几乎没有哪个哺乳指导可以在客户家里24小时观察哺乳，所以就得询问"平时怎么哺乳"。这种询问通常都是围绕妈妈自己感受到的问题，就像福尔摩斯询问当事人，那肯定也是围绕案件线索去问。

比如妈妈觉得"宝宝总是吃完显得不满足"，围绕这个表现，哺乳指导是这样收集信息的：

- 每次喂完奶都这样吗？
- 如果不是每次，有什么规律？
- 宝宝"不满足"具体是什么表现？不睡还是接着寻找乳头？
- 这种时候大人会做什么？
- 你做了之后宝宝什么反应？

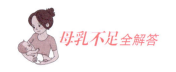

这样一番了解下来，哺乳指导就知道宝宝吃完显得不满足到底是真的不满足，还是妈妈认为的不满足。如果真的不满足，是因为什么；如果仅仅是妈妈认为不满足，那么宝宝的真实意思是什么。

环节4　乳房检查

"摸摸"乳房，能知道很多妈妈本人都不知道的信息。

哺乳指导要对妈妈的乳头顶端、乳头侧面一周、整个乳头、乳头根部进行全面检查，其中也包括皮肤表现、异常和伤口情况。通过触诊可以检查乳房的整体手感，识别乳房内部的涨奶、淤积和水肿。

所有喂养细节都能在乳房上体现出来，所以结合乳房情况，哺乳指导可以推断妈妈平时的哺乳做法，再带着妈妈一起观察乳房的情况，并告诉她哪些做法是对的、哪些做法导致了乳房现在这样的情况。

如果不检查乳房，不问喂养信息就开始乳房护理，就好像医生不问诊就开药，店家不询问款式就发货，司机不问清目的地就开车。你觉得靠谱吗？那肯定是无法解决喂养难题的。

喂养诊断也是一项很复杂的脑力劳动。哺乳指导通过全面细致地了解喂养细节、检查乳房状况，最终才可以全方位地给妈妈讲清楚哺乳问题发生的原因。

环节5　给出初步诊断

通过前面一系列的"信息收集"，初步诊断终于达成。哺乳指导给妈妈讲解：您遇到的是什么问题，是怎么产生的，严重不严重，该怎么解决，能解决到什么程度。当哺乳指导将这些情况告知妈妈们的时候，她们的反应往往都是：

- "原来我是这么回事！我还以为我是……"
- "我说我怎么总通乳还总堵。"
- "原来这个问题是能解决的啊！"

如果哺乳指导没有在缜密了解之后才做出诊断，万一错过真正的原因，那再怎么努力做服务都将会南辕北辙。运气好的话能见到一点效果，但也是当下缓解了，喂养却依然有问题，很快又会回到原点。

环节 6　预期管理

哺乳指导和客户共同来决定做哪些辅导和护理。

通过"信息收集"，给出初步诊断，接下来就该辅导和护理了，但在此之前，得给妈妈讲讲：

- 要做什么辅导和护理。
- 需要几次。
- 要花多少钱。
- 能见到什么效果。

先讲清楚服务价值，然后再提供服务。作为哺乳指导，既可以提供原则性的指导，也可以提供非常精准的、个性化的服务。提供服务的哺乳指导讲清不同的服务方案，妈妈自己决定要不要这样的服务。

另外，如果前面环节识别出来客户的目标和预期不合理，哺乳指导也会在这里进行调整。万一妈妈的预期不切实际，得把她拉回现实。很多妈妈的哺乳问题已经持续好几个月，想要在短短 2 个小时服务时间里就全部解决，效果还能持续，那是肯定做不到的。

哺乳指导把妈妈的追奶方案列出来：

- 本次服务做什么，可以有哪些改善。
- 后续妈妈需要接着做什么，会有哪些改善。
- 之后的步骤有几个，分别做什么，能达到什么效果。

当妈妈知晓了整个追奶方案，就能做到心中有数，护理服务就可以开始了。

环节 7　本次辅导和护理

执行哺乳指导和客户所共同决定的那些辅导和护理。

做当下就能做的乳房护理，教当下妈妈能学会的喂养调整。为什么

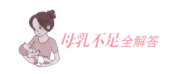

强调"当下就能"呢？因为有的妈妈已经把乳房折腾得又红又肿，非常脆弱，当下只能做相对保守和安全的护理。如果超出乳房能承受的安全范围，不仅效果不好，还容易加重损伤。

有些喂养调整涉及宝宝作息的大改变，涉及到全家人做法的大改变，实施起来会带来很大的心理压力，需要信心和勇气来坚持。那么就需要理性地分阶段解决，先帮妈妈"实现一个小目标"，比如先让宝宝吞咽声多起来，给妈妈一点欣喜和希望。然后再提出缩短哺乳时间的要求，妈妈就不会纠结"少喂几分钟宝宝吃不饱怎么办"。

通常很多妈妈还会在乳房护理的时候回到"诊断"那个环节，仔细询问刚才没完全理解的地方，哺乳指导都会耐心解答。

环节8 服务小结和后续改善建议

哺乳指导工作2小时，之后还要给妈妈留"作业"。

妈妈们都关心"老师走了之后我怎么办"，很多妈妈还会问"以后会怎样""什么时候能实现"。所以，哺乳指导管了当下，也得管以后。

如果后面还需要服务，就讲清楚下次要做什么。如果后面不需要服务了，也要告诉妈妈自己怎么做才能保持今天的成果。

带妈妈回顾一下当天的服务之后就要给妈妈留"作业"。每一项任务，哺乳指导都会和妈妈确认可行性："您能做到吗？不能就告诉我，咱们现在就调整。"

环节9 特别叮嘱

有的情况需要就医，有些"自讨苦吃"的做法千万不能再发生。

保持效果的重中之重，是帮妈妈理清眼下的当务之急是什么。是乳头修复，还是让宝宝睡好，抑或是避免伤口感染？哺乳指导会划重点给妈妈特别叮嘱：一定要！必须得！千万别！妈妈一定要记住，要记牢，要遵守！否则效果就会与妈妈的愿望背道而驰，最终破坏追奶的目标。

环节10 双方签字

一份郑重，有利双方。

"以上辅导和护理是我和哺乳指导共同商议确认的，改善措施我认为有可行性，愿意执行。"

规范的哺育辅导服务记录表（见附表）通常是复写两联单。服务完成的时候，两联单也满满地记录了服务全过程，同时有双方的签名确认。一式两份的两联单，双方各自保存一份。既是保障双方利益的书面纪录，也是妈妈可以随时查阅的"作业"备忘录。

这一套服务流程，包含着哺乳指导对妈妈的关爱和尊重，体现着她们对工作的认真和热忱。哺乳指导详细认真记录的流程表，连专业乳腺科医生都大为赞赏，认为它能协助医生、造福患者，堪称医生的好帮手。

服务之后，通常哺乳指导还会进行回访，了解妈妈的后续情况。真正负责任的哺乳指导可从来不是完事以后就一概不管的。

只有严格管理好服务流程，才能让妈妈们收获舒适顺利的哺乳体验，哺乳指导也从中收获到能够鼓舞精神的职业成就感。

标准和高效的流程，带来更好的服务体验

在2015年"好喂"研发这套服务流程之前，哺乳指导给妈妈提供的服务大多停留在"通乳"层面，只是做乳房护理。少部分知识理念不错的哺乳指导会了解妈妈在哺乳方面的困惑，稍作解答，指导一下哺乳姿势，但是缺乏条理章法，常常只能解决表面问题。

"好喂"为哺乳指导设计了包含十步骤的服务流程，用以识别问题、评估现状、形成解决方案。这个规范的服务流程，促使了哺乳指导全面有序地了解母婴状况，之后给出从效果和可行性两方面最合适的护理与辅导。接受过服务的妈妈们在回访中大多表示，看似流程步骤多，实际耗费的时间却不多，服务变得更有效率，问题也解决得更彻底。

这套规范的服务流程，在实践和教研中不断进行修正，至今已升级到第5版，在全国200个城市，约数十万的妈妈在接受服务时使用过这个服务表，并给予好评。严格管理好服务流程，不仅让哺乳妈妈收获舒适顺利的哺乳体验，哺乳指导也从中收获到能够振奋精神的职业成就感，在专业上更加精益求精。

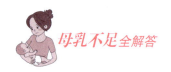

附　　表[①]

哺育辅导服务记录表

日期：17.12.31　客户：[redacted]　电话：

宝宝性别：男 / 女✓　今日月龄：____月 11 天　出生身高/体重 3.2 kg ____cm　出生医院 妇幼

出生后第一次喂养：亲喂母乳 / 挤出的母乳 / 水 / 配方奶 / 葡萄糖水 / 其他　特殊情况：双胞胎 / 舌系带 / 住院 —

胎次 1　分娩时孕周 39+4　分娩方式：顺/剖　特殊孕产经历 —

产后早接触：时长 —　方式 —　月子中母子接触少：托管 / 不同睡 / 只喂奶 / 其他 同睡

第一次哺乳在产后第 6 天/小时　产后开奶经历概要 通过吸奶器吸出　上呼吸感染（目前）

妈妈主诉遇到的问题 因为宝宝吃一吃就睡着了，一涨奶的时候就涨疼（双侧），吃一顿奶需要20-30分钟，晚上吃奶需要1个小时吃一次，晚上的3点左右感觉奶量少，想通过手法按摩达到出乳顺，增加奶量。

吃奶：吃奶后期总是干吸吮，吸吮的时间长，吃一吃奶就睡着了。白天喂奶2-3小时吃一次奶之前是硬等之后是起来喂奶。睡觉时夜奶有3次喂养

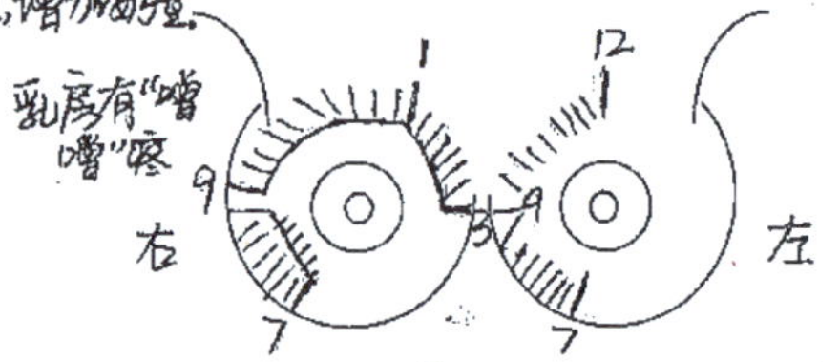

初步诊断

①妈妈是有奶的，只是出乳不顺畅。出乳不顺畅和妈妈乳房中有淤积，没有掌握正确的哺乳时机以及正确的哺乳姿势有关

②夜醒次数多与吃的不太饱及哄睡接觉有关

双侧乳头顶端红肿，右侧乳头顶端有破损；右侧乳头有拉拽，皮肤松弛

右侧：7-9点、9点~11点中一根，1-3点中一根

左侧：7-9点、9-12点、

妈妈希望通过改善达到的理想状态 通过乳房护理达到出乳顺畅，让妈妈和宝宝配合着吃上奶。

解决方案——本次服务

通过案例分析得出手法按摩帮助排奶。教会妈妈正确的哺乳姿势，如何判断是否是吃饱，是否有效吃奶，是否按需喂养。

护理后。

右侧 7-9点、9-11点

1-3点 中一根 淤积。

左侧 7-9点、9-12点、

解决方案——后续改善建议 哺乳时间1.5-2小时1次，不要一直等宝宝醒来再吃奶，吃奶时间在20-30分钟。吃完不要含乳入睡，需要多喝水，晚上可以采用躺喂的方式安抚宝宝。

特别叮嘱

冷敷10-20分钟/次 ×3-4次/天 ×3天

吃完奶冷敷，避开乳头乳晕位置。

本次服务的辅导与护理，是我和哺育指导共同商定确认的。后续改善建议和特别叮嘱我认为有可行性，愿意尝试。

哺乳指导 王红　客户签字 [redacted]

第一联 存根（白）　第二联 客户（蓝）

回访日期________ 情况________

建议________

回访日期________ 情况________

建议________

① 本表由贝恩菁菁（北京）信息科技有限公司设计，供母乳喂养指导工作人员使用。——编者注